Heiko Pust

Alles Stuhl

Zwischen Abwehr und Sensation

Stuhltransplantation

Mikrobiomtransfer

Darmfloraübertragung

Haftungsausschluss

Die Nutzung dieses Buches und die Verwendung der darin enthaltenen Informationen erfolgen ausdrücklich auf eigenes Risiko. Haftungsansprüche gegen den Herausgeber/Autor für Schäden gesundheitlicher, materieller oder ideeller Art, die durch die Nutzung oder Nichtnutzung der Informationen bzw. durch die Nutzung fehlerhafter und/oder unvollständiger Informationen verursacht wurden, sind grundsätzlich ausgeschlossen. Rechts- und Schadenersatzansprüche sind daher ebenfalls ausgeschlossen.

Urheberrechte

Umschlagbilder:

© GRei/Shutterstock.com: "medical illustration of stomach"

© jro-grafik/Fotolia.com: "Mann mit ausgestreckten Armen"

Umschlaggestaltung: Tako Deppe, Bremen

Lektorat: lektoratinbremen.de

ISBN – 13: 978-1511 6735 94

ISBN – 10: 1511-67-3591

Eigenverantwortung

Der Verfasser gibt weder direkt noch indirekt medizinische Ratschläge noch verordnet er eine Behandlungsform für Krankheiten. Expertinnen und Experten auf dem Gebiet der Gesundheit vertreten unterschiedliche Meinungen. Es liegt nicht in der Absicht des Verfassers, Diagnosen zu stellen oder Verordnungen zu erteilen. Seine Zielsetzung besteht lediglich darin, Informationen aus dem Gesundheitsbereich anzubieten und die Zusammenarbeit mit Ihrer Ärztin/Ihrem Arzt bei dem Streben nach Gesundheit zu unterstützen. Wenn Sie die vorliegenden Informationen ohne Einschaltung eines Arztes/einer Ärztin anwenden, so verordnen Sie sich eine Selbstbehandlung - und nehmen damit ein Recht wahr, das Ihnen zusteht. Herausgeber und Verfasser übernehmen jedoch keine Verantwortung für etwaige Folgen.

Inhalt

Einleitung

„Bäbä", lernt das kleine Kind zu sagen, Jugendliche kichern, Erwachsene verstummen angeekelt, wenn es um jene Substanz geht, die wir alle mehrmals in der Woche produzieren. Dabei weisen aktuelle Forschungen deutlich darauf hin: Statt uns nach der Gesundheit eines lieben Menschen zu erkundigen, könnten wir auch nach der Art und Beschaffenheit seines/ihres Stuhlgangs fragen. Tun wir aber nicht, weil es eben „bäbä" ist.

Ganz anders sieht das eine Vielzahl an Mikroorganismen, die unseren Darm als ihre natürliche Lebens- und Wirkungsstätte besiedelt. Deren Erforschung ermöglicht es heute, Erkenntnisse, die die Naturheilkunde schon längst in ihren Behandlungsmethoden berücksichtigt, in eine neue Sichtweise der Entstehung und Heilung von Krankheiten einzubeziehen. Was heute als Sensation in der Medizin gefeiert wird, nämlich die dauerhaft erfolgreiche Behandlung kranker Menschen mit den Fäkalien bzw. den Mikroorganismen eines gesunden Spenders, erscheint Naturheilkundler(inne)n als ein selbstverständlicher Therapieansatz, für den sie sich allzu lange belächeln lassen mussten.

Doch statt uns schadenfroh herabzubeugen, sollten wir alles dafür tun, die medizinische Erforschung des „Superorgans" Mikroorganismen zu würdigen, kritisch zu hinterfragen und zu begleiten. Freuen wir uns, dass nun auch wissenschaftlich belegt und erforscht wird, was Praktiker/innen schon seit Jahren wissen und verwenden.

Es ist zwölf Jahre her, dass ich mit einem Kollegen darüber sprach, wie sinnvoll es wäre, Vaginalsekret in Flaschen zu füllen. Per Kaiserschnitt geborene Kinder, mit der Flasche ernährte Kinder, neurodermitisch veranlagte Kinder oder asthmatische Kinder sollten damit bestrichen werden bzw. darauf herumnuckeln können. Während der Arbeit an diesem Buch fällt mir eine Ausgabe der Zeitschrift „Stern" vom Mai 2014 in die

Hände, in der genau diese Vorgehensweise erörtert wird.[1] Nur vier Jahre ist es her, dass ich in einem Gespräch mit demselben Kollegen darüber witzelte, die Bedeutung von Mikroorganismen für unsere Gesundheit in das öffentliche Bewusstsein zu bringen, indem man prominente „Testimonials" (Werbebotschafter/innen) dafür einsetzt. Unsere – zugegeben nicht ganz ernst gemeinte – Idee war es, Schauspieler/innen dafür zu gewinnen, ihre in den Fäkalien beheimateten Mikroorganismen zu sichern und zu vermarkten.

Heute werden wir von der Wirklichkeit der Stuhltransplantation in unseren kühnsten Fantasien fast überholt. Mediziner/innen übertragen im Rahmen einer Therapie Spender-Fäkalien und widmen sich damit einem besonders spannenden und vielversprechenden neuen Verfahren. Erste Heilungen sind bereits belegt, doch fehlt es noch an Langzeitstudien. Und auch Nebenwirkungen treten auf, die weiter zu erforschen und zu berücksichtigen sind.

Gerade chronisch Kranke werden durch die Ergebnisse der Stuhltransplantationen neue Hoffnung schöpfen. Dieses Buch soll es ihnen und allen Interessierten ermöglichen, sich mit den vorliegenden Fallberichten und klinischen Studien zu befassen, um zu einem eigenen Urteil zu gelangen. Denn eine Einschätzung, welche Erfolge und welche Risiken mit der Methode der Stuhltransplantation einhergehen, können nur Betroffene selbst vornehmen. Die Bewertung, ob ein solcher Eingriff sinnvoll ist, wird dabei immer auch vom eigenen Leidensdruck gelenkt sein.

Eine Stuhltransplantation kann mit ärztlicher Begleitung oder daheim im Selbstversuch vorgenommen werden. Ich stelle in diesem Buch beide Möglichkeiten vor, sodass die Leser/innen sich ausreichend informiert sehen, selbst zu entscheiden, ob und welche Form sie wählen.

---

1 Simon (2014), S. 82-87.

Meine eigene Einstellung zum Thema Stuhltransplantation würde ich als wohlwollende Skepsis bezeichnen. Ich versuche jedoch, mich in diesem Buch nicht an Spekulationen über deren Einsatz zu beteiligen. Viele Untersuchungen zur Beteiligung von Mikroorganismen an Krankheitsgeschehen sind im sogenannten „Mausmodell", also in Laboruntersuchungen an Mäusen vorgenommen worden. Die daraus gewonnenen Erkenntnisse auf den Menschen übertragen zu wollen, halte ich für verfrüht und bedenklich. Es wird zudem eine so große Zahl an Erkrankungen und biologischen Prozessen genannt, die durch Stuhltransplantationen heilbar oder veränderbar sein könnten, dass das Verfahren einem Allheilmittel gleichkäme; Aids, Krebs sowie eine Verlangsamung von Alterungsprozessen sind darunter.

Ich will gar nicht ausschließen, dass die Stuhltransplantation bei diesen Geschehen einen nützlichen Beitrag leisten kann. Schon heute jedoch überzogene Hoffnungen zu wecken, entbehrt jeder Grundlage. Folgerichtig ist dagegen, dass der Erforschung der Mikroorganismenflora eine Schlüsselrolle im Verstehen und Behandeln von Krankheiten zukommen wird. Doch ist gegenwärtig beispielsweise noch völlig unklar, ob eine Fehlbesiedlung mit Mikroorganismen durch eine Krankheit verursacht wird oder ob umgekehrt eine Fehlbesiedlung die Krankheit auslöst.

Dieses Buch führt die Hauptprotagonisten ein, die vor der Durchführung einer Stuhltransplantation benannt und erkannt werden wollen. Es geht um den Darm und Darmfunktionen, um Mikroorganismen und unser Immunsystem. Letztlich aber ist und bleibt das Hauptthema die Stuhltransplantation. Die genannten Themen wurden berücksichtigt, soweit dies erforderlich ist, um die Zusammenhänge zwischen Krankheit, Gesundung und Darmflora zu verstehen. War dies einst ein Gebiet, auf dem sich nur vereinzelt Mediziner/innen tummelten, so hat sich der Forscher(innen)blick in den vergangenen Jahren deutlich verschoben und fokussiert.

Oder anderes gesagt: Kein Thema der Medizin erfährt aktuell so viel Beachtung und bringt so viele neue Erkenntnisse hervor wie die Erforschung der Zusammenhänge zwischen Mikroorganismen und menschlichem Körper.

Eines dieser Ergebnisse ist die offizielle Anerkennung und Durchführung von Stuhltransplantationen, auch wenn man sich aus wissenschaftlicher Sicht noch in der Erprobungsphase befindet. Fast täglich gibt es neue Erkenntnisse auf diesem Gebiet. Daher wird auch dieses Buch mitwachsen, indem ich es beständig aktualisiere. Besonders freuen würde es mich, wenn Sie als Leser/in einen Beitrag dazu leisten, indem Sie mir Ihre Erfahrungen in Form von Fallberichten, Berichten über Eigenversuche und relevante Studien zukommen lassen. Kennen Sie Kliniken oder Ärzte/Ärztinnen, die eine Stuhltransplantation begleiten und die im Anhang noch nicht vermerkt sind, freue ich mich ebenfalls über eine Mitteilung. Gemeinsam halten wir damit zu unser aller Nutzen diese Veröffentlichung auf dem neuesten Stand.

(Aktualisiert: März 2016)

Aber nicht nur diese Publikation, auch eine Website zu dieser Thematik können Sie unter www.mikrobiomtransfer.de abrufen.

Bezeichnungen

Der Begriff „Transplantation“ mag in diesem Zusammenhang ein wenig irreführend erscheinen. Er wird in der Medizin normalerweise für die Übertragung von menschlichem Gewebe verwendet. Bei einer Stuhltransplantation werden jedoch vorrangig Mikroorganismen übertragen. Allerdings handelt es sich hierbei um eine mikrobielle Gemeinschaft, die in uns lebt. Nach Ansicht von Dr. Alexander Khoruts (Universität von Minnesota), einem der ersten klinischen Anwender der Stuhltransplantation, ist diese Gemeinschaft ein Teil des menschlichen Körpers, weshalb er von einer „Organtransplantation“ spricht.[2]

Der Begriff Stuhltransplantation könnte zudem die Vorstellung erzeugen, dass kompletter Stuhl übertragen wird. Es wird aber nur eine aus dem Stuhl gewonnene, gefilterte mikrobielle Lösung übertragen. In der Medizin findet sich aus oben genannten Gründen vermehrt der Begriff „Mikrobiomtransfer“ oder „fäkaler Mikrobiomtransfer“ (FMT).

Da der Begriff Stuhltransplantation den meisten Leser(inne)n, die sich mit der Thematik befassen, aber aus den Medien vertraut sein dürfte, verwende ich ihn im Folgenden weiterhin.

Wollen Sie sich mit der im Buch genannten Thematik vertiefend befassen, so empfehle ich Ihnen die im Quellenverzeichnis genannten Publikationen, die ich zur Anfertigung dieses Manuskriptes herangezogen habe. Mein Dank gilt allen Kolleg(inn)en und Autor(inn)en, die sich mit dem Thema Stuhltransplantation praktisch oder theoretisch bereits befasst haben. Für eine eigene Recherche im Netz können Sie folgende Suchwörter verwenden:

---

[2] Campbell, Kristina (2014), Borody T.J./Khoruts A. (2011).

Mikrobiomtransfer, Stuhltransplantation, Übertragung der Darmflora, *fecal microbiota transplantation* (FMT), fäkale Mikrobiota-Transplantation, fäkale Darmfloratransplantation, Stuhlbakterientransplantation, Einleitung von Spenderstuhl in den Darm, Fäkaltherapie, Stuhlverpflanzung, Ekel-Therapie, fäkale Bakterientherapie, innerliche Fäzes-Anwendung, Heilsame Dreck-Apotheke, heilsamer Stuhl, Bakterientherapie mit Darmausscheidungen, Exkremente heilen Krankheit, Darmflora-übertragung, Fäkalien-Bank, gelbe Suppe, Transplantation von Fäkalien, Transfaunierung, fäkale Mikrobien-Transplantation, Austausch des Mikrobioms, Bakterientherapie, Bakterientransfer, innere Fäzes-Anwendung, Stuhltransfer, Stuhltherapie, goldener Saft, Fäkalbehandlung, Stuhl-Infusionstherapie, fäkale Transplantation, Bakterientherapie zum Wiederaufbau der physiologischen Darmflora.

I. Was ist eine Stuhltransplantation?

Eine Stuhltransplantation ist das Einbringen einer von einem gesunden Spender abgegebenen Fäkalspende in den Darm des Erkrankten. Zwei Fallbeispiele sollen die bisherige Anwendung erläutern.

2013: In einem Heidelberger Krankenhaus befindet sich ein 79-jähriger Patient in Behandlung, für den kaum noch Hoffnung besteht: Herzinfarkt, Lungenentzündung und Nierenversagen gehören zu den Vorerkrankungen, die begleitend mit verschiedenen Antibiotika behandelt worden waren, als sich der stark geschwächte Mann zusätzlich noch mit dem Norovirus infiziert. Wieder ist die Gabe eines breit wirksamen Antibiotikums erforderlich, was schließlich zu einer Zerstörung der Darmbesiedlung des Patienten führt. Er infiziert sich erneut, dieses Mal mit dem in Krankenhäusern häufig vorzufindenden Erreger Clostridium difficile, was zu einer schwerwiegenden Colitis führt. Lediglich das Antibiotikum Vancomycin bringt zeitweise Besserung.

Zur Therapie entscheiden sich Patient, Familie und Arzt schließlich für eine Stuhltransplantation. Die 27-jährige Enkelin des Patienten wird als Spenderin ausgewählt, ihre Stuhlspende wird umfassend untersucht, in Wasser aufgelöst und mehrfach gefiltert. Anschließend wird der Patient in den Tiefschlaf versetzt und die Spende wird während einer Magenspiegelung über eine Darmsonde verabreicht. Das Überraschende geschieht: Dem Patienten geht es anschließend rasch besser, sodass er in eine Reha-Klinik verlegt werden kann.[3]

Eine Infektion mit Clostridium difficile war es auch, die 2012 im Universitätsklinikum Ulm den Anlass bildete, bei einer 73-jährigen Patientin eine Stuhltransplantation durchzuführen. Die Patientin war wegen verschiedener Vorerkrankungen in Behandlung. Eine Pneumonie wurde mit Antibiotika und eine erosive Gastritis (Magenschleimhautentzündung mit mehreren

[3] SRH Kurpfalzkrankenhaus Heidelberg, Pressemitteilung vom 21.03.2014.

Schleimhautdefekten) mit Protonenpumpenhemmern (zur Hemmung der Bildung von Magensäure) behandelt. Anschließend kam es zu Magen-Darm-Beschwerden, in deren Behandlungs- und Untersuchungsverlauf die Infektion mit Clostridium difficile diagnostiziert wurde. Die Patientin hatte Bauchschmerzen und Durchfall (mehr als zehnmal pro Tag). Es wurden daraufhin wiederholt verschiedene Antibiotika verabreicht. Leider kam es nach Absetzen der Medikamente wenige Tage oder Wochen später zu wiederkehrenden Symptomen.

In Absprache mit der Patientin wurde dann als individuelle Therapie eine Stuhltransplantation beschlossen. Als Spenderin kam die 25-jährige Enkelin infrage. Sie und ihr Stuhl wurden eingängig untersucht. Die Ergebnisse und eine Befragung ergaben keinen ausschließenden Befund, sodass sich ihre Eignung als Spenderin bestätigte.

Einige Tage vor der Stuhltransplantation bekam die Patientin noch einmal Antibiotika verabreicht und es wurde eine Darmreinigung durchgeführt. Zwei Tage nach Absetzen der Medikation erfolgte die Stuhltransplantation. Der Protonenpumpenhemmer wurde ebenfalls abgesetzt. Die frische Stuhlspende wurde aufbereitet und 250 ml dieser Lösung wurden mittels Koloskopie verabreicht. Damit die Spende möglichst lange im Darm verweilte, wurde ein Peristaltikhemmer (Loperamid) gegeben. Es traten keine Nebenwirkungen auf. Schon zwei Tage nach der Transplantation konnte die Patientin symptomfrei nach Hause gehen. Auch nach einem Beobachtungszeitraum von sechs Monaten war sie noch symptomfrei.[4]

Wie eingangs geschildert, ist das Thema Stuhltransplantation bei einer ersten Erwähnung mit Vorbehalten belegt. Schon der eigene Stuhlgang ist irgendwie unangenehm, die Vorstellung, die Fäkalien eines anderen Menschen in sich aufzunehmen, ist besonders bei gesunden Menschen mit Ängsten und Ekelgefühlen behaftet.

---

4 Kleger et al. (2013), S. 108 ff.

Wer dagegen an einer schweren Erkrankung wie der Infektion mit Clostridium difficile leidet, wird dem Thema offener begegnen. Akzeptanz und Bereitschaft, die Stuhltransplantation durchzuführen, sind dann, wie Studienergebnisse zeigen, relativ groß.[5] Auch würde etwa die Hälfte der an Clostridium difficile Erkrankten die Stuhltransplantation einer Antibiotika-Behandlung vorziehen. Insgesamt stehen Frauen im Gegensatz zu Männern und generell Menschen über 65 Jahren der Methode offener gegenüber. Die Verabreichung über Koloskopie oder Einlauf wird der nasoduodenalen Sonden-Methode vorgezogen.[6]

Detailfragen: frisch oder tiefgefroren?

In den vorangestellten Fallbeispielen wurde einem Patienten und einer Patientin jeweils eine Lösung des frischen, aber speziell aufbereiteten Stuhlgangs ihrer Enkelinnen implantiert, mit dem Ziel, die Gesundung der Darmflora zu erreichen. In beiden Fällen verlief die Behandlung erfolgreich. Mögliche Risiken einer Übertragung von Krankheiten der Spender/innen auf die Patient(inn)en wurden durch die eingehende Voruntersuchung und die Befragung der Spender/innen minimiert. Was aber geschieht, wenn gerade kein/e Spender/in in erreichbarer Nähe ist oder wenn sich im familiären Umfeld kein/e gesunde/r Spender/in auffinden lässt?

Prinzipiell gilt, dass auch das Stuhlmaterial nicht verwandter Personen sowie tiefgefrorenes Material verwendet werden kann. So behandelten am Massachusetts General Hospital in Boston Mediziner/innen um Elizabeth Hohmann und Ilan Youngster in einer Pilotstudie zunächst 20 Patient(inn)en, die an wiederkehrenden Infektionen mit dem Darmkeim Clostridium difficile litten. Sie verwendeten tiefgefrorenes Stuhlmaterial

5 Brandt/Aroniadis (2013), S. 240 ff.

6 Zu den verschiedenen Behandlungsmethoden siehe Kapitel III.

gesunder Spender/innen. Nach nur einer Behandlung waren 14 Patient(inn)en gesund. Nach einer weiteren Behandlung gesundeten weitere vier Personen. Die Erfolgsquote liegt damit genauso hoch wie bei der Verwendung frischen Stuhlmaterials, also bei ca. 90 %.[7] Weitere Forschungen verdichten die Annahme, dass es im Ergebnis unerheblich ist, ob frischer oder gefrorener Stuhl verwendet wird.[8]

Um geeignetes Material zu erhalten, wurde das Stuhlmaterial gut gekühlt ins Labor gebracht. Dort wurde es binnen zwei Stunden nach der Spende gewogen und mit einem Standmixer homogenisiert. Durch Siebe mit verschiedenen Maschenweiten (2 mm bis 0,25 mm) wurde das Material passiert. Der Durchgang des feinsten Siebes wurde zentrifugiert und anschließend mit Kochsalzlösung auf die Hälfte des Ausgangsvolumens aufgefüllt. Abschließend wurde das Konzentrat mit Glycerin vermischt (mit einer Konzentration von 10 %). Glycerin verhindert, dass die Mikroorganismen während des Einfrierens abgetötet werden. Diese Lösung wurde bei -80° C für eine bis acht Woche/n gelagert. Zur Verwendung wurde die gelagerte Lösung im Eisbad (Dauer: zwei bis vier Stunden) aufgetaut, mit Kochsalzlösung auf 250 ml verdünnt und schließlich verabreicht.[9]

Die Verwendung gefrorenen Stuhls eröffnet ebenso wie eine Gabe in Kapseln die Möglichkeit, den Stuhl geeigneter Spender/innen zu lagern und über größere Distanzen zu versenden. Was auch bedeutet, dass der Zeitpunkt der Verabreichung flexibler geplant werden kann, als dies bei der Verwendung frischen Stuhls möglich ist. Bei der Verwendung von frischem Stuhl muss die Umsetzung der Stuhltransplantation möglichst

---

7 Massachusetts General Hospital (2014).

8 Hamilton et al., (2012), S. 761 ff; Youngster et al. (2014), S. 1515 ff, Sadowsky et al. (2014).

9 Hamilton et al., (2012), S. 761 ff; Youngster et al. (2014), S. 1515 ff; Sadowsky et al. (2014).

rasch nach der Spendenentnahme erfolgen. Dieser Umstand erzeugt in der Klinik unter Umständen Planungsstress. Das Einfrieren hat darüber hinaus den Vorteil, dass der Fäkalgeruch, der die übrigen Methoden natürlicherweise begleitet, nicht mehr wahrnehmbar ist. In Zukunft könnte es möglich sein, den Stuhl jedes gesunden Menschen einzufrieren und zu lagern, ähnlich, wie es in der Kryokonservierung von Samenzellen bereits erfolgt. Tritt dann später eine Erkrankung auf, die mit einer Dysbiose[10] der Darmschleimhaut in Zusammenhang gebracht wird, könnte der eigene Stuhl für die Transplantation verwendet werden.

---

[10] Als Dysbiose bezeichnet man eine Gleichgewichtsstörung der Darmflora.

Geschichte der Stuhltransplantation

Transfaunierung, Koprophagie

In der Tiermedizin wird die Transplantation von Fäkalien bereits seit Jahrhunderten unter der Bezeichnung „Transfaunierung" praktiziert. Seit dem 16. Jahrhundert gibt es überlieferte Berichte zur Transfaunierung von Schafen und Rindern, bei denen Darmerkrankungen und Erkrankungen des Pansens auf diese Weise therapiert wurden.[11] Aus dem 17. Jahrhundert liegt der Bericht des italienischen Anatomen Girolamo Fabrizio[12] über die erfolgreiche Darmfloratransplantation bei Wiederkäuern vor.[13]

Für die Transfaunierung zur Behandlung von Darmkoliken bei Pferden wird eine Brühe, also verdünnte Flüssigkeit aus Pferdeäpfeln gesunder Tiere, angemischt und dem kranken Tier eingeflößt.[14] Bei Kühen erfolgt die Behandlung dyspeptischer Beschwerden bzw. bakterieller Fehlbesiedlungen durch die Übertragung des Pansensaftes gesunder Kühe.

Bekannt ist zudem, dass einige Tierarten den eigenen oder den Kot anderer Tiere fressen (sog. Koprophagie). Bei Kaninchen, Ratten, Mäusen, Hamstern, Meerschweinchen, Koala-Bären und Chinchillas wird dieses Verhalten beobachtet.[15] Der Kot liefert diesen Tieren unter anderem Nährstoffe und Vitamine. Eine verstärkte Neigung zur Koprophagie zeigen trächtige Tiere.[16]

Hunde schnuppern häufig an Haufen, die andere Hunde hinterlassen haben, sowie am Darmausgang anderer Artgenossen. Kot enthält eine Menge Duftstoffe und damit wichtige In-

---

11 Borody/Campbell (2012), S. 781ff.

12 Als Autor bekannt unter dem Namen: Hieronymus Fabricius ab Aquapendente.

13 Borody/Campbell (2012), S. 781ff.

14 Myrtis (2013); Blech (2013).

15 Ebin (1993).

16 Brown, C.J., Donnelly, T.M., (2004).

formationen. Hunde fressen gelegentlich auch Kot ihrer Artgenossen oder den von Katzen.[17] Dieses von Hundebesitzer(inne)n wenig geschätzte Verhalten wird mit einer Mangelernährung in Verbindung gebracht. Es gibt jedoch auch Berichte, die einen Zusammenhang zu vorangehenden Durchfallerkrankungen herstellen.

Kaninchen fressen ihren eigenen Kot. Bei der ersten Passage durch den Darmtrakt werden durch den Blinddarm Vitamine, Fette und Eiweiße aus der aufgenommenen Nahrung herausgefiltert. Allerdings kann nur der vor dem Blinddarm liegende Dünndarm diese Stoffe auch aufnehmen. Der kleinere und glänzendere Blinddarmkot wird deshalb ein zweites Mal gefressen, damit diese Stoffe auch im höher liegenden Dünndarm aufgenommen werden können.[18] Wird ein Kaninchen an der Aufnahme seines Blinddarmkots gehindert, zeigt es Zeichen einer Mangelernährung und verliert an Körpergewicht.[19]

Fohlen scharren im Kot ihrer Artgenossen und nehmen auch Teile davon auf. Bevorzugt wird der Kot des Muttertieres. Dieses Verhalten dient unter anderem dazu, dass sich das Fohlen mit dem Geruch und Geschmack von Pflanzen vertraut macht, die vom Muttertier gefressen wurden. Ein anderer wichtiger Effekt ist die Aufnahme von Mikroorganismen.[20]

Wild lebende Schimpansen fressen immer dann den Kot ihrer Artgenossen, wenn sie an Durchfall leiden. Elefantenweibchen sondern gelegentlich einen verflüssigten Kot ab, den die jüngeren Tiere fressen.[21]

---

17 Mills (2010).

18 Myrtis (2013); Graber (2011).

19 Hirakava (2001).

20 Mills (2010).

21 Coll, Alanna (2015).

Anwendung beim Menschen

Fäkalien werden seit Jahrhunderten auch für Heilungen von Menschen verwendet. Berichten zufolge soll es in der chinesischen Medizin bereits im 4. Jahrhundert erste Beschreibungen des Alchemisten Ge Hong aus der Dong-Jin-Dynastie zur „inneren Fäzes-Anwendung" gegeben haben.[22]

Seit dem 16. Jahrhundert wurde die Methode in China beim Menschen zur Heilung von Darmentzündungen und Durchfallerkrankungen angewandt. Auf Jin-Zhi lässt sich der Name „goldene Flüssigkeit" oder „gelbe Suppe" zurückführen.[23] Bereits 1697 veröffentlichte der deutsche Arzt Christian Franz Paullini das Lehrbuch „Heilsame Dreck-Apotheke", in dem er die Einnahme von Stuhl in zahlreichen Anwendungsbeispielen schildert.[24]

K. F. Paullini's

heilsame

Dreck-Apotheke,

wie nemlich mit

Koth und Urin

die meisten

Krankheiten und Schäden glücklich geheilet worden.

Nach der vollständigsten Auflage von 1714.

---

22 Kump (2013); Vetter (2014).

23 Kump (2013); Vetter (2014).

24 Lehrer (2013).

Als dem deutschen Arzt Alfred Nißle auffiel, dass aus einer Gruppe von Soldaten lediglich eine Person von einer Durchfallerkrankung verschont blieb, interessierten ihn die Gründe für diese „Immunität". Es gelang Nißle im Jahr 1917, aus dem Darm dieses gesunden Soldaten einen speziellen Escherichia-coli-Stamm zu isolieren. Diesen später nach ihm benannten „Escherichia-coli-Stamm Nissle 1917" verwendete er in speziellen Zubereitungen für die Behandlung verschiedener Erkrankungen.[25] Noch heute gibt es Präparate mit dem „Escherichia-coli-Stamm Nissle 1917" zu kaufen.

Ebenfalls aus dem 20. Jahrhundert stammen weitere Berichte über die Behandlung von Menschen mit Fäkalien. So wurden beispielsweise während des Afrika-Feldzugs im Zweiten Weltkrieg Soldaten des Afrikakorps zur Heilung von Dysenterien (Ruhr) mit Kameldung behandelt. Aus dem Jahr 1958 schließlich stammt ein erster klinischer Fallbericht von Dr. Ben Eiseman, dem damaligen Leiter der Chirurgie des Denver General Hospitals. Demnach wandte Eiseman die Stuhltransplantation mittels Einläufen erfolgreich bei einem Patienten mit fulminanter pseudomembranöser Colitis an.[26]

Eine Übersicht im Ärzteblatt vom 15. Februar 2013 zeigt[27], dass die Methode seit 1981 immer wieder und überall auf der Welt Anwendung fand. Doch wurde darüber kaum öffentlich debattiert. Dies änderte sich Anfang 2013, als eine Studie niederländischer Mediziner/innen im „New England Journal of Medicine" veröffentlicht wurde.[28] Van Nood und Kolleg(inn)en hatten die Stuhltransplantation bei Fällen von rezidivierender Clostridium difficile (CDI) durchgeführt. Nach nur einer Stuhltransplantation wurde die Erkrankung bei 81 % der Teilnehmer/innen geheilt. Die übrigen Teilnehmer/innen wurden nach

25 Medizinische Klinik (1918).

26 Vetter (2014); Eiseman et al. (1958), S. 854 ff.

27 Kleger et al., 2013, S. 108 ff.

28 Nood et al. (2013), S. 408.

der zweiten Stuhltransplantation, diesmal mit dem Stuhl eines/einer anderen Spenders/Spenderin, geheilt.

Eine vergleichende Studie mit dem Antibiotikum Vancomycin wurde aufgrund der überragenden Wirksamkeit der Stuhltransplantationen gestoppt. Man wollte die Patient(inn)en der Antibiotika-Gruppe nicht länger der relativen Unwirksamkeit der Behandlung und den schweren Krankheitssymptomen aussetzen. Zu ähnlichen Ergebnissen wie van Nood und Kolleg(inn)en gelangten kurze Zeit später Mediziner/innen aus den USA.[29]

Seit diesen ersten Veröffentlichungen gibt es viele Berichte und neu begonnene Studien, die den Einsatz von Stuhltransplantationen bei Clostridium difficile, Colitis ulcerosa und Morbus Crohn behandeln. Diskutiert wird zudem die Anwendung der Methode auch bei anderen Erkrankungen, unter anderem bei Diabetes, Adipositas und multipler Sklerose.

---

29 Youngster et al. (2014), S. 1515 ff.

Aktuelle Forschung und Erkenntnisse:

Darm und Mikrobakterien

Schon lange vor dem neu erwachten Interesse an Stuhltransplantationen wurden dem Darm und den Mikrobakterien, die in immenser Zahl unseren Körper behausen, wissenschaftliche Aufmerksamkeit zuteil.

Human Microbiome Project

So wurde beispielsweise der amerikanische Molekularbiologe und Genetiker Joshua Lederberg (1925–2008) von der Idee bewegt, das Erbgut (Genom) der mit dem menschlichen Organismus lebenden Mikroorganismen zu bestimmen. Er bezeichnete die Gesamtheit der genetischen Informationen dieser Organismen als Mikrobiom. 2007 wurde in den USA durch die National Institutes of Health das *Human Microbiome Project* (HMP) gestartet. Dieses Projekt hat zum Ziel, sämtliche genetische Informationen der den Menschen besiedelnden Mikroorganismen zu entschlüsseln. Berücksichtigt wird die Besiedlung von Haut, Mund, Rachen, Nase, des Verdauungstraktes und des Urogenitaltraktes von Frauen. Um die Zusammenarbeit der verschiedenen Forschungsinstitute zu erleichtern, wurde eine kostenlose Datenbank eingerichtet.[30]

Das Superorgan: Gentransfer unter Mikroorganismen

Lederberg konnte schon 1952 nachweisen, dass es zwischen Bakterien die Möglichkeit eines Gentransfers gibt.[31] Das bedeutet, genetisches Material wird von einer Bakterienzelle zu einer anderen Bakterienzelle übertragen (Transduktion). Mikroorga-

30 THMPC (2012), S. 207ff.

31 Lederberg/Zinder (1952).

nismen reagieren mit diesem genetischen Transfer auf Veränderungen der sie umgebenden Lebensräume.

Ein solcher Gentransfer ist auch zwischen Mikroorganismen und Körperzellen beobachtet worden. In der Folge können sich Oberflächenstrukturen (Rezeptoren) auf den Zellen verändern. Mikroorganismen reagieren über diese Strukturen mit Körperzellen, zudem werden verschiedene Stoffwechselfunktionen des Körpers hierüber gesteuert.[32] Damit steht auch fest, dass zwischen Körper und Mikroorganismen eine wechselseitige dynamische Verbindung besteht. Inzwischen spricht man deshalb auch vom „Superorgan", wenn die Gesamtheit der im Darm siedelnden Mikroorganismen gemeint ist.[33] Es findet somit eine Steuerung des menschlichen Körpers durch Mikroorganismen statt; Gesundheit ist so betrachtet eine Folge aus dem einvernehmlichen Zusammenspiel von Mikroorganismen und menschlichem Körper. Um unsere Gesundheit zu erhalten oder zurückzugewinnen, ist es also entscheidend, das „Superorgan" in Balance zu halten bzw. es dabei zu unterstützen, wieder in Balance zu gelangen.

Die wechselseitige Abhängigkeit, die zwischen menschlichem Organismus und Mikrobakterien besteht, beschrieb in klaren Worten auch Professor Jeffrey Gordon von der Washington University in St. Louis, der 2013 den Robert-Koch-Preis für seine Erforschung der menschlichen Mikroflora und deren Einfluss auf Ernährung und Gesundheit erhielt. Gordon sagte: „Wir sind nicht überlegen, sondern von den Mikroben, die den Planeten, beherrschen assimiliert. Wie jedes andere Tier müssen wir uns anpassen, nebeneinander bestehen und aus der mikrobiellen Welt profitieren."[34]

---

[32] THMPC (2012), S. 207ff.

[33] Feldmeier (2012).

[34] Jeffrey (2012) S. 1197ff.

Aus diesem Blickwinkel betrachtet, führen Einwirkungen von außen durch Medikamente (Antibiotika, Chemotherapie usw.), die darauf abzielen, Mikroorganismen zu „bekämpfen“ und zu „vernichten“ eher zu einer Schwächung als zu einer Stärkung von Patient(inn)en. Sie bringen die Symbiose aus Mikroorganismen und Körper völlig aus dem Gleichgewicht. Schwächung und die Hinnahme von Schäden an anderer Stelle sind die Folge und führen im Verbund dann wieder zu Auswirkungen, die erneut „bekämpft“ werden müssen, sodass keine Heilung erfolgt, sondern eine Verschiebung von Symptomen.

Um diesen Ablauf zu unterbrechen bzw. ihn gar nicht erst in Gang zu bringen, ist es sinnvoll die Mikroorganismen in ihrem Gleichgewicht zu unterstützen (durch Probiotika), den uns förderlichen Mikroorganismen optimale Lebensbedingungen zu verschaffen (durch Präbiotika) oder, wenn das nicht ausreicht, durch eine Stuhltransplantation das Gleichgewicht wieder herzustellen. Es spricht daher auch viel dafür, die Stuhltransplantation genereller einzusetzen als nur bei Krankheiten, die mit dem Darm in Verbindung gebracht werden.

Darmbesiedlung, Darmflora, intestinale Mikrobiota

Der Darm eines Babys im Mutterleib ist nicht, wie lange Zeit angenommen wurde, steril. Es gibt schon eine erste Anlage der Flora, beeinflusst durch die Ernährung der Mutter.

Ab dem Moment der Geburt besiedeln sich unsere Haut und sämtliche Schleimhäute des Körpers mit Mikroorganismen. Haut, Mund, Rachen, Nase, Stirn- und Nebenhöhlen, Bronchien, Lunge, Blase, Bindehaut im Auge, weibliche Milchdrüse, Speiseröhre, Magen, Dünndarm, Dickdarm, Geschlechtsorgane – an allen Bereichen des Körpers, die im Kontakt zur Außenwelt stehen, entwickelt sich eine dichte Mikroorganismenflora. Die Keime, die über den Geburtskanal aufgenommen werden, die Umgebungskeime sowie die Art der Nahrung entscheiden in den nächsten Wochen über die Zusammensetzung dieser Flora. Kinder, die per Kaiserschnitt geboren werden, haben eine andere Flora als Geburtskanal-Kinder. Gestillte Kinder entwickeln eine andere Flora als Flaschen-Kinder.[35]

Über den Geburtskanal werden die Mikroorganismen der Vaginalschleimhaut sowie Keime aus der Blase und dem Analbereich der Mutter aufgenommen. Bei Kaiserschnittkindern entwickelt sich die Mikroorganismenbesiedlung über die von der Haut der Mutter (sowie des Vaters, des Arztes/der Ärztin, der Hebamme) und von der Umgebung (Krankenhauskeime) aufgenommenen Keime. Kaiserschnitt-Kinder haben eine verringerte Anzahl an Bacteroides und Bifidobakterien im Vergleich zu Kindern, die über den Geburtskanal geboren wurden.[36]

Im Rahmen einer Studie wurde der Einfluss der verschiedenen Geburtswege - Kaiserschnitt und Geburtskanal - auf die Mikroorganismen-Besiedelung des Babys untersucht.

Es konnte gezeigt werden, dass die über den Geburtskanal geborenen Babys in der Vielfalt und der Art der Bakterienstämme eine Besiedlung aufwiesen, die der vaginalen Besiedlung der Mutter glich. Per Kaiserschnitt geborene Säuglinge wiesen eine Besiedlung mit Bakterienarten auf, die normalerweise auf der Haut zu finden sind.[37]

Maria Gloria Dominguez-Bello, Professorin an der medizinischen Fakultät der New York University, führt mit ihren Kolleg(inn)en eine Studie durch, um festzustellen, ob der Unterschied in der Besiedlung minimiert werden kann. Die Forscher/innen wollen herausfinden, ob es möglich ist, die Erstbe-

35 Se Jin Song (2013).

36 Feldmeier (2012).

37 Dominguez-Bello (2010).

siedelung von Kaiserschnittkindern mit den vaginalen Mikroorganismen der Mutter trotz OP-Geburt durchzuführen.

Im Rahmen der Studie wurde ein Tupfer eine Stunde vor einer Kaiserschnittgeburt in die Vagina der Schwangeren eingeführt. Kurz vor der Kaiserschnittoperation wurde der Tupfer entfernt und steril verwahrt. Direkt nach der Geburt wurde das Neugeborene mit dem Tupfer im Mund, im Gesicht und am Körper bestrichen. Erste Ergebnisse zeigen, dass auf diese Art behandelte Babys eine ähnliche Mikrobiom-Entwicklung aufweisen wie die Geburtskanal-Babys.[38]

Doch entscheiden natürlich nicht allein Geburt und Kindheit über die Art unserer Darmbesiedlung. Es handelt sich nicht um einen einmal erworbenen Status quo, sondern um einen fortlaufenden Prozess. In den folgenden Jahren bestimmen weitere Faktoren wie Stress, hygienische Bedingungen, die Art der Nahrung und die Ernährungsweise (schnelles oder langsames Essen, gut oder schlecht zerkaut) mit, welche Zusammensetzung die Darmflora annimmt.

Auf den einzelnen Schleimhaut-Bereichen siedeln verschiedene Arten von Mikroorganismen. Das hat mit den unterschiedlichen Lebensbedingungen zu tun, die dort herrschen. Unter ständigem Luftkontakt siedeln andere Keime als unter Luftabschluss, auch hat saures oder basisches Milieu Einfluss auf die Art der Mikroorganismen.

Der menschliche Darm ist rund acht Meter lang. Mit seiner speziellen Oberfläche umfasst er eine Fläche von bis zu 500 Quadratmetern (was in etwa der Größe von zwei Tennisplätzen entspricht; zum Vergleich: Lunge 200 m^2, Haut 2 m^2). Über diese Fläche werden der Nahrung alle wichtigen Bestandteile wie Vitamine, Fette und Mineralien entzogen. Diese gigantische Fläche ist mit Mikroorganismen besiedelt. Diese Besiedlung

---

38 Collen, Alanna, (2015), S. 259.

wird Darmflora (intestinale Mukosa) genannt. Im menschlichen Darm leben rund hundert Billionen (100 000 000 000 000) Mikroorganismen. Es gibt mehr als 1000 verschiedene Arten. Rund ein bis zwei Kilogramm unseres Körpergewichts werden von den Darmbesiedlern verursacht. In einem einzigen Gramm siedeln über eine Billion (1.000.000.000.000 = 10^{12}) Mikroorganismen.

In unserem Körper befinden sich mehr als zehnmal so viele Bakterien wie Körperzellen. Gordon zufolge bedeutet das, „dass wir zu 90 Prozent mikrobiell und zu 10 Prozent menschlich sind."[39] Analysiert man die Gesamtzahl aller im Menschen siedelnden Mikroorganismen, so lassen sich etwa 7 Millionen unterschiedliche Gene finden. Alle Körperzellen des Menschen zusammen enthalten nur 20 000 Gene. „Ich will etwas gestehen, ich bin mehr mikrobiell als menschlich", fasste Gordon seine Erkenntnisse einst zusammen.[40]

Allein diese Vergleiche unterstreichen die große Bedeutung der Mikroorganismen für unsere Gesundheit. Der größte Teil dieser Bakterien befindet sich im Darm. Der Magen und der obere Teil des Dünndarms sind nur dünn besiedelt. Die Besiedlung nimmt in Richtung Dickdarm stetig zu.

Im gesunden Darm gibt es neueren Forschungen zufolge sieben wichtige Bakterien-Stämme: Firmicutes, Bacteroides, Proteobakterien, Fusobakterien, Verrucomicrobia, Cyanobakterien und Actinobakterien. Die Stämme der Firmicutes und der Bacteroides machen den Hauptteil (etwa 70 %) aller Darmbakterien aus.[41] Die Darmflora unterstützt die Verdauung, indem sie bestimmte Kohlenhydrate und Eiweiße abbaut. Sie produziert Vitamine (Vitamin K, Folsäure, Pantothensäure, Biotin usw.), Aminosäuren und reguliert den Zucker- und Fettstoff-

---

39 Gordon (2012), S. 1197 ff.

40 Gordon (2012), S. 1197 ff.

41 Borody/Campbell (2012), S. 781 ff.

wechsel. Sie baut Gifte ab, regt die Darmperistaltik an und hilft bei der Aufnahme von Nährstoffen.[42] Selbst das „Glückshormon" Dopamin wird als Stoffwechselprodukt von einigen Darmbesiedlern produziert.

Die Mikroorganismen der Darmflora schützen uns vor gefährlichen, krankmachenden Erregern, indem sie diese unschädlich machen. Dies geschieht zum einen durch eine Konkurrenz um Nährstoffe und Platz, aber auch durch die Bildung von Bacteriocinen. Diese Bacteriocine besitzen eine starke (antibiotische) Wirkung gegen krankmachende Keime. Thuricin CD zum Beispiel wird vom Bacillus thuringiensis produziert und hat eine starke Wirkung gegen Clostridium difficile. Es ist dem Wirkspektrum des Antibiotikums Vancomycin, das gegen Clostridium difficile verabreicht wird, sehr ähnlich. Nisin, ein weiteres der Bacteriocine, hat ein breites Wirkspektrum gegen krankmachende grampositive Bakterien.[43] Die Herstellung dieser Bacteriocine ist wahrscheinlich ein wichtiger Wirkmechanismus, der auch den Erfolg der Stuhltransplantation erklärt.

Ohne diese Besiedlung würden wir krankmachenden Erregern schutzlos ausgeliefert und kaum überlebensfähig sein. Fürchten muss man die gesunde Besiedlung durch Mikroorganismen also nicht. Sie leben normalerweise in einvernehmlicher Harmonie (Symbiose) mit dem Körper. Auch krankmachende Mikroorganismen leben in einem gesunden Organismus eingebettet in eine Flora aus gesundheitsförderlichen Mikroorganismen. Sie leben friedlich zusammen, zum beiderseitigen Vorteil, ohne dass sie eine Erkrankung verursachen. Exemplarisch soll hier der Helicobacter pylori genannt werden, der im Magenbereich siedelt und bisher als Auslöser diverser Magenerkrankungen galt. Oft wird dieser Besiedler deshalb mit Antibiotika bekämpft. Doch Hinweise, dass Helicobacter pylori auch positive Eigenschaften hat, gibt es schon lange. So soll er

---

42 Bischoff/Meuer (2012), S. 50 ff.

43 Borody/Campbell, 2012, S. 781 ff.

einen gewissen Schutz gegen Asthma und Allergien bei Kindern bieten und einen schützenden Effekt gegen Herzerkrankungen haben. Im Mausmodell konnte gezeigt werden, dass Helicobacter pylori einen großen Beitrag zum Stoffwechsel leistet. Vor allem auf den Zuckerstoffwechsel hat er positive Auswirkungen.[44]

Wenn es eine Störung der Lebensbedingungen dieser Mikroorganismen gibt, zum Beispiel eine pH-Wert-Änderung, eine Änderung der Sauerstoffversorgung oder Änderungen in der Immunabwehr, können sich Mikroorganismen zu krankmachenden Keimen verwandeln und/oder es kann zur Verdrängung der förderlichen Keime kommen, was dann eine Erkrankung des Gesamtorganismus zur Folge haben kann.

Die Bildung bestimmter Mikroorganismen wird durch unsere Ernährung begünstigt oder verhindert. Die Organismen haben Anteil an unserem Stoff- und Energiewechsel, am Abwehrverhalten und an unserer Immunsystem-Entwicklung.[45] Jede Störung des vorhandenen Gleichgewichts kann zu einer Vielzahl an Erkrankungen führen. So unterscheidet sich zum Beispiel die Zusammensetzung der Darmflora von Reizdarmpatient(inn)en von derjenigen gesunder Menschen, was sich darin äußert, dass Reizdarmpatient(inn)en weniger Laktobazillen (Milchsäurebakterien), Escherichia coli und Bifidobakterien haben. Auch scheint die Zusammensetzung der Darmflora bei Reizdarm insgesamt weniger stabil zu sein.[46]

Die Darmwand hat, wie oben erwähnt, eine riesige Oberfläche. Das ist möglich, weil Auffaltelungen (Darmzotten) der Darmwand die Oberfläche vergrößern.

---

44 Bassanganya-Riera et al. (2013).

45 Borody/Campbell (2012), S. 781 ff.

46 Medizin-Welt (2014).

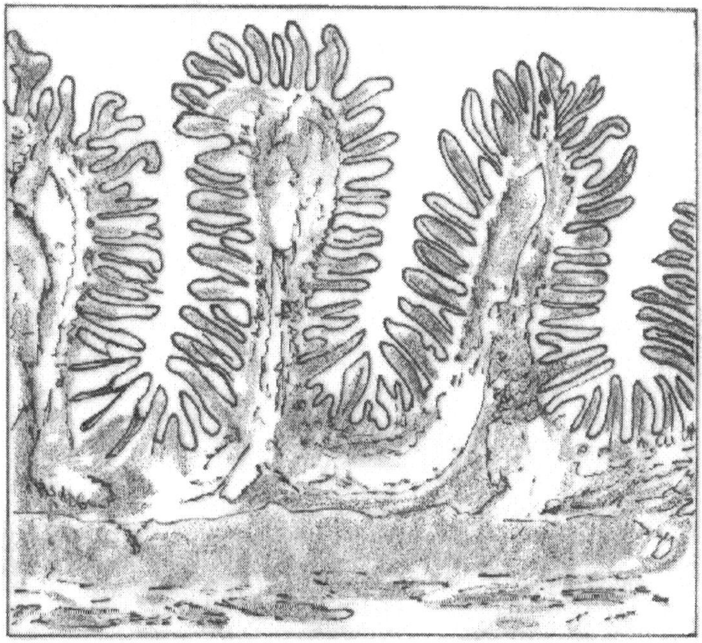

Abbildung 1: vergrößerter Schnitt durch Darmzotten

Diese Art der Ausbildung ist im oberen Teil des Dünndarms am stärksten ausgeprägt. Dort geschieht auch die meiste Verdauungsleistung. Die Art der Florabesiedlung und die Menge der Mikroorganismen haben Einfluss auf die Größe der Darmzotten. Je größer diese sind, umso besser ist die Sauerstoffversorgung und umso mehr Fläche für die Aufnahme von Nährstoffen steht zur Verfügung. Ist also die Besiedlung optimal, bildet sich eine große Oberfläche und neue Blutgefäße werden zur Versorgung gebildet. Der Mechanismus der Gefäßneubildung in den Darmzotten ist abhängig von der Aktivierung spezieller Faktoren (Tissue Factor, PAR1). Diese Aktivierung erfolgt wiederum durch spezielle, auf der Darmwand siedelnde Mikroorganismen. Sind diese nicht vorhanden, unterbleibt die Gefäßneubildung und die Vergrößerung der Darmzotten.[47]

---

[47] Reinhardt et al. (2012), S. 627 ff.

Unser Blut ist ebenfalls nicht steril, sondern durch Mikroorganismen besiedelt. Eine japanische Forscher(innen)gruppe konnte 2008 die Erbinformationen verschiedener Bakterienstämme im Blut gesunder Menschen nachweisen.[48]

Darmfloraschädigung

Die Darmflora kann durch verschiedene äußere Faktoren, aber auch durch länger anwährenden Stress, also Anspannung, Angst oder Überlastung, geschädigt werden. Zu den äußeren Faktoren gehören beispielsweise die Gabe von Antibiotika und anderer Medikamente, eine Strahlentherapie, bestimmte Ernährungsgewohnheiten sowie alle Formen der Zuführung giftiger Stoffe einerseits, eine übertriebene Hygiene andererseits.

Antibiotikagabe

Antibiotika werden gegen schädigende Bakterien eingesetzt; gegen Viren dagegen sind sie unwirksam. Viren haben keinen eigenen Stoffwechsel, keine Atmung und keine Energiegewinnung. Es handelt sich um Parasiten, die fremde Zellen zur Fortpflanzung und Fortbewegung benötigen.

Bei bestimmten lebensbedrohlichen Erkrankungen kann es sinnvoll sein, Antibiotika einzunehmen. Der Nutzen dieser Mittel ist also unbestritten. Leider werden Antibiotika allzu häufig und auch bei eher harmlosen Erkrankungen eingesetzt. Hinzu kommt, dass einige Ärzte/Ärztinnen auch bei Viren-Erkrankungen, Antibiotika verschreiben. Durch den vermehrten Einsatz von Antibiotika in der Massentierhaltung nehmen wir beim Verzehr von Fleisch zudem beständig geringe Mengen dieses Medikaments auf. Die Folgen dieses übermäßigen Konsums werden in der Öffentlichkeit bereits diskutiert. Dazu gehört eine zunehmende Resistenzbildung krankmachender Keime.

[48] Moriyama et al. (2008), S. 375 ff.

Die Keime passen sich an und sind durch Antibiotika nicht mehr angreifbar. Beispielsweise schlägt nur noch bei einem Drittel der Clostridium-difficile-Patient(inn)en die Gabe eines Antibiotikums an. Im schlimmsten Fall verläuft diese Erkrankung deshalb tödlich.

Doch nicht nur die Resistenz krankmachender Keime ist ein Problem bei der Vergabe von Antibiotika. Ein weiteres besteht darin, dass das Medikament nicht zwischen „Freund" oder „Feind" unterscheidet und stattdessen alle Mikroorganismen abtötet, derer es habhaft wird. Was leider bedeutet, dass auch die unserer Gesundheit förderlichen Keime während der Einnahme eines Antibiotikums zerstört werden. In welchem Maße die Mikroorganismenbesiedlung unter der Einnahme eines Antibiotikums leidet, hängt vom Wirkspektrum des Präparats (Art der Substanz), der Dauer der Einnahme und der Art der Verabreichung ab und kann daher stark variieren. Zudem sind manche Bakterienstämme resistenter als andere gegen Antibiotika.

Lange ging man davon aus, dass die Darmflora nach einer Antibiotikabehandlung nur kurzfristig aus der Balance gerät und innerhalb weniger Wochen wieder zum ursprünglichen Gleichgewicht zurückfindet. Studien aus jüngerer Zeit zeigen jedoch das Gegenteil.[49] Nach etwa drei Tagen Antibiotikaeinnahme ist die Zusammensetzung und die Überlebensmöglichkeit unserer gesunden Darmflora schwer gestört. Etwa ein Drittel der Bakterienarten ist dann nicht mehr nachweisbar. Wird das Antibiotikum über einen längeren Zeitraum eingesetzt, stirbt unsere Mikroorganismenbesiedlung weiter ab. Wurde erstmalig ein Antibiotikum verabreicht, ist die Darmflora einige Wochen nach Absetzen des Medikaments, wieder normal besiedelt.[50]

---

49 Jernberg et al. (2007), S. 56 ff.; Dethlefsen/Relman (2011), S. 4554 ff.

50 Jernberg et al. (2007), S. 56 ff.; Dethlefsen/Relman (2011), S. 4554 ff.

Kommt es innerhalb eines Jahres dagegen zu einer weiteren Antibiotikagabe, bleibt die Darmflora anschließend geschädigt und ist auch nach mehreren Monaten nicht wieder normal besiedelt. Zudem ändern sich andere Faktoren in der Darmflora. Es steigt zum Beispiel die Anzahl der Resistenzgene gegen Antibiotika an. Auch zwei Jahre nach der Antibiotikabehandlung sind diese Faktoren nicht wieder normalisiert. Die Gründe für diese Auswirkungen sind noch weitgehend ungeklärt.[51]

Die Anfälligkeit für Infekte ist durch die Fehlbesiedlung nach einer Antibiotikabehandlung größer. Kommt es dadurch zu einem erneuten Infekt und ist der Erkrankte erneut auf ein Antibiotikum angewiesen, beginnt ein Teufelskreis, der nur schwer zu durchbrechen ist.[52]

Die Neubesiedlung der Darmflora nach einer Antibiotikagabe erfolgt zufällig. Oftmals werden große Flächen unserer Darmoberfläche von Mikroorganismen besiedelt, die uns stören beziehungsweise die uns in unserer Gesundheit beeinträchtigen. Diese Mikroorganismen verstoffwechseln Nahrungsbestandteile und erzeugen Ausscheidungen (Endotoxine), die für uns giftig sind. Diese Gifte (Ammoniak, Skatol, Schwefelwasserstoff, Indol, Phenole, Fuselalkohole usw.) müssen über die Leber entsorgt werden. Ist die Leber belastet, fühlen wir uns unkonzentriert, müde, schlapp, geschwächt und antriebslos. Schafft die Leber es nicht mehr, die anfallenden Toxine zu entsorgen, entfalten sie im Körper ihre toxische Wirkung und werden an individuellen Schwachstellen Symptome erzeugen. Neben Antibiotika können auch Chemotherapeutika, Cortison, Abführmittel, die Antibabypille oder eine Strahlentherapie die Darmflora schädigen.

---

51 Jernberg et al. (2007), S. 56 ff.; Dethlefsen/Relman (2011), S. 4554 ff.

52 Dethlefsen/Relman (2011), S. 4554 ff.

Ernährung

Forschungsergebnisse zur Zusammensetzung der Darmflora bei übergewichtigen und schlanken Personen[53] lassen erste Schlüsse über den Einfluss von Nahrung zu. Der Verzehr von „Fast Food, Rohkost mit Obst und Gemüse oder eine fett- und kohlenhydratreiche Nahrung können offenbar eine unterschiedliche bakterielle Besiedlung im Darm hervorrufen".[54]

Zudem haben tägliche Floraanalysen gezeigt, dass sich die Darmflora je nach Ernährung verändert. Nach einigen Wochen asiatischer Kost hat sie eine andere Zusammensetzung als während der vorherigen Ernährungsweise. Die Zusammensetzung beeinflusst, welche Stoffwechselprodukte die Mikroorganismen abgeben. Je nach Art der Mikroorganismen sind manche von diesen Stoffwechselprodukten nützlich, andere wiederum schädlich.

So produziert das förderliche Darmbakterium Faecalibacterium prausnitzii zum Beispiel Buttersäure. Buttersäure wird als Nährstoff für die Darmschleimhaut gebraucht.

Faecalibacterium prausnitzii benötigt für diese Produktion ausreichend resistente Stärke aus der Nahrung. Diese wird im Dünndarm des Menschen nicht resorbiert. Sie gelangt unverdaut in den Dickdarm. Stoffe, die von den Verdauungsenzymen im Dünndarm nicht abgebaut werden können, gelten als Ballaststoffe. Der Begriff Ballaststoff wurde ursprünglich verwendet für die Beschreibung von Stoffen, die unverdaut bleiben und durch diese Eigenschaft den Darminhalt vergrößern und auflockern. Das hat positiv anregende Darmbewegungen und schnelleren Transport durch den Darm zur Folge. Heute wird für den Begriff Ballaststoffe oft die Bezeichnung Präbiotika verwendet.

---

53 Vrieze/van Nood/Holleman (2012), S. 913 ff.; Qin et al. (2012).

54 Roden (2013); Bischoff/Meuer (2012), S. 50 ff.

Resistente Stärke findet sich in rohem Gemüse, in gemahlenen Körnern und Samen, in rohen Kartoffeln und Bananen. Als retrogradierte Stärke kommt sie in bestimmten erhitzen und anschließend erkalteten Lebensmitteln vor.

Ernährung hat einen Einfluss auf Entzündungsprozesse (als Zeichen einer Immunreaktion). Süßwaren zum Beispiel steigern diese.[55]

Nahrungsmittel und/oder die Einnahme von Medikamenten können also ursächlich zur Veränderung oder zur Schädigung der Darmflora führen. Weitere Faktoren, die sich schädigend auswirken können, sind:

- übermäßige körperliche oder psychische Belastungen: Ängste, Anspannung, Schulstress, Stress am Arbeitsplatz, Familienkonflikte über einen längeren Zeitraum führen zur Störung der Darmflora;
- Nahrungs-, Wohn- und Umweltgifte (chronischer Alkoholmissbrauch, Zigarettenkonsum);[56]
- übermäßige Hygiene, Verwendung von antimikrobiellen Seifen, Oberflächendesinfizierern, Desinfektionsreinigern usw.;
- schwere Darminfektionen (Salmonellen, Rotaviren usw.).

---

55 Bischoff/Meuer (2012), S. 50 ff.

56 Bischoff/Meuer (2012), S. 50 ff.

Darmsanierung, Probiotika, Präbiotika

Eine Darmsanierung soll die beschädigte Darmflora wieder ins Gleichgewicht bringen. Bisher verstand man unter einer Darmsanierung das Zuführen von abgetöteten oder lebenden Mikroorganismen (Darmsymbionten) in Form von Tropfen, Pulver oder Flüssigkeiten. Bestimmte Joghurts oder Drinks versprechen heute, Ähnliches zu leisten.

Probiotika

Unter der Bezeichnung Probiotika („für das Leben") gibt es eine ganze Reihe an Präparaten. Sie enthalten lebende (gefriergetrocknete) oder abgetötete Mikroorganismen. Sie sind in Pulverform oder als Tropfen erhältlich. Allen gemein ist, dass sie einen positiven Einfluss auf unsere Darmflora-Zusammensetzung und -Funktion haben sollen. Gegenstand der Werbeaussagen zu Probiotika ist zum einen die Keimanzahl und zum anderen die Art der Mikroorganismen, die jeweils Verwendung finden. Eine besonders hohe Keimanzahl und nur ganz spezielle Mikroorganismen-Arten sollen die richtige Wirkung erbringen. Beides variiert jedoch je nach Hersteller sehr.

Präbiotika

Präbiotika enthalten Fructooligosaccharide oder Inulin, wodurch das Wachstum förderlicher Mikroorganismen (vor allem Laktobazillen und Bifidobakterien) angeregt und günstig beeinflusst werden soll.[57] Es handelt sich also um eine Art Nahrung für die Darmflora.

Stoffe, die von den Verdauungsenzymen im Dünndarm nicht abgebaut werden können, gelten als Ballaststoffe. Der Begriff Ballaststoff wurde ursprünglich verwendet für die Be-

---

57 Bischoff/Meuer (2012), S. 50 ff.

schreibung von Stoffen, die unverdaut bleiben und durch diese Eigenschaft den Darminhalt vergrößern und auflockern. Das hat positiv anregende Darmbewegung und schnelleren Transport durch den Darm zur Folge. Heute wird für den Begriff Ballaststoffe oft ebenfalls der Begriff Präbiotika verwendet.

Resistente Stärke wird im Dünndarm des Menschen nicht resorbiert. Sie gelangt unverdaut in den Dickdarm. Sie dient als Nährstoff zum Beispiel für das Faecalibacterium prausnitzii, einen „gesunden" Besiedler im Darm. Faecalibacterium prausnitzii verstoffwechselt die resistente Stärke zu Buttersäure. Buttersäure wird als Nährstoff für die Darmschleimhaut benötigt.

Resistente Stärke findet sich in rohem Gemüse, gemahlenem Getreide und Samen, in rohen Kartoffeln und Bananen. Als retrogradierte Stärke kommt sie in erhitzten und anschließend erkalteten Lebensmitteln vor. Nennenswerte Mengen findet man beispielsweise in Bratkartoffeln, grünen Bohnen, Cornflakes, Keksen und Vollkornhaferbrot. Resistente Stärke gibt es inzwischen auch als präbiotisches Zusatzpräparat.

Wirkung von Probiotika und Präbiotika

Die Wirkung dieser Präparate variiert sehr stark. Mitunter ist trotz wochen- oder gar monatelanger Einnahme überhaupt keine Wirkung zu erkennen. Manchmal ist jedoch schon nach ein paar Tagen von einer deutlich positiven Wirkung auf das Beschwerdebild zu berichten. Die Ursache dieser unterschiedlichen Wirkweise ist unklar.

Ein deutlicher Nachteil all dieser Präparate besteht darin, dass sie oral eingenommen werden, demnach also den Magen passieren müssen. Ehemals lebendige Mikroorganismen überleben diese Magenpassage jedoch nicht. Für die Besiedlung im Darm kommen daher andere Aspekte zum Tragen als beispielsweise für den Rachenraum (sowie Speiseröhre, Bronchien und Lunge). Diskutiert wird, ob eine reflektorische Auswirkung auf das gesamte Mikrobiom vorliegt, beispielsweise über die Verbindung der Lymphbahnen. Dies würde bedeuten, dass der Mikroorganismus quasi ausgleichend auf die Menge der abgestorbenen Mikroorganismen reagiert. Doch auch über das Vorhandensein beziehungsweise die Übermittlung anderer Informationen (Botenstoffe) wird diskutiert. Das alles ist im Moment aber noch Spekulation. Festzustellen ist dagegen, dass die Annahme, Mikroorganismen würden sich im Darm ansiedeln wie Samen auf fruchtbarer Erde, aufgrund der Abtötung in der Magenpassage nicht haltbar ist.

Die traditionelle Medizin hält wenig von dieser Art Behandlung. Sie argumentiert, dass es keine dauerhafte Besiedlung im Darm durch Probiotika gebe. Als Grund wird die mangelnde Anpassungsfähigkeit der in Probiotika verwendeten Mikroorganismen an das Darmmilieu genannt.[58] Als Dauergabe wird den Probiotika allerdings eine Wirkung zugestanden. Eine dauerhaft gesundende Wirkung oder gar eine Prophylaxefunktion vor dem Wiederaufflammen einer Clostridium-difficile-Infektion wird den Probiotika dagegen abgesprochen.

Im Unterschied zur Stuhltransplantation werden mit dem Probiotikum in der Regel maximal fünf verschiedene Mikroorganismenarten in eher geringfügigen Mengen eingenommen. Bei den durch eine Stuhltransplantation verabreichten Bakterien handelt es sich um eine große Menge unterschiedlicher Arten von Mikroorganismen, die in einem gesunden Darm in Balance sind.[59]

Trotz der Skepsis ist die Wirkung von Probiotika Gegenstand aktueller Forschungen. Die gegenwärtige Datenlage zeigt eindeutig positive Effekte von Probiotika, deren wirksamer Einsatz

---

58 Medizin-Welt (2014); Kleger et al. (2013), S. 108 ff.

59 Medizin-Welt (2014).

bei bestimmten Symptomen und Erkrankungen als anerkannt gilt.[60] In Untersuchungen zeigte sich, dass die Probiotika sehr wohl in der Lage sind, die Darmbarriere zu stärken. Verschiebungen des pH-Wertes, Produktion antimikrobieller Substanzen, verstärkte Schleimproduktion der Darmschleimhaut, vermindertes Ansprechen auf Nahrungsmittelunverträglichkeiten sind nur einige Effekte, die auf die Wirksamkeit der Probiotika hinweisen.[61] So sind Probiotika beim Reizdarmsyndrom, bei Durchfallerkrankungen und bei Antibiotika-assoziierten Diarrhöen anerkannte Mittel. Aber auch zur Symptomverbesserung von Verdauungsbeschwerden oder zur Infektabwehr sind bestimmte ausgewählte Probiotika mit Erfolg einsetzbar.[62]

Eine 2012 erschienene Studie[63] ergab eine eindeutig positive Wirkung von Probiotika bei gleichzeitiger Einnahme von Antibiotika. Das Risiko, an einer Antibiotika-assoziierten Diarrhöe zu erkranken, nahm erheblich ab. Eine weitere Studie zeigte, dass die Einnahme von Probiotika während oder kurz nach dem Beginn einer Antibiotikabehandlung das Risiko, an Clostridium difficile zu erkranken, senken kann.[64]

In diesem Zusammenhang ist es besonders unverständlich, dass es nicht längst gängige Praxis ist, zum Antibiotikum gleichzeitig ein Probiotikum zu verordnen. Wer das unterlässt, ignoriert den Stand der wissenschaftlichen Forschung. Unverständlich bleibt in diesem Zusammenhang auch, dass auf der einen Seite große Skepsis der traditionellen Medizin gegen Probiotika besteht, das Wissen über die Wirkmechanismen der Darmbesiedlung auf der anderen Seite aber noch viel zu gering

---

60 Bischoff/Meuer (2012), S. 50 ff.; World Gastroenterology Organisation Global Guidelines (2011).

61 Bischoff/Meuer (2012), S. 50 ff.; World Gastroenterology Organisation Global Guidelines (2011); Johnston et al. (2012), S. 878 ff.

62 Bischoff/Meuer (2012), S. 50 ff.; Johnston et al. (2012), S. 878 ff.

63 Hempel et al. (2012).

64 Johnston et al. (2012), S. 878 ff.

ist. Eine größere Offenheit wäre unter diesen Umständen wohl verständlicher und angebrachter.

Unspezifische, spezifische und intestinale Abwehr

Die **unspezifische Abwehr** gegen krankmachende Erreger ist bei der Geburt schon weitgehend vorhanden. Sie wird deshalb auch als angeborenes Immunsystem bezeichnet. Erkennen Zellen dieses Immunsystems eine Oberflächenstruktur als krankmachend, werden die Krankheitserreger in „Fresszellen" aufgenommen. Die Vermehrung der Krankheitserreger wird dadurch verlangsamt oder gänzlich gestoppt. Gleichzeitig werden Botenstoffe freigesetzt, die weitere Abwehrzellen anlocken. Eine Entzündungsreaktion wird ausgelöst. Durch Lymphozyten wird dann die spezifische Abwehr aktiviert. Kommt es zum Erstkontakt mit einem unbekannten Krankheitserreger, dauert es vier bis sieben Tage, bis die spezifische Abwehr die Infektion bekämpfen kann. Bis dahin muss die unspezifische Abwehr die Vermehrung der Erreger eindämmen.[65]

Die **spezifische Abwehr** wird nach der Geburt durch Reifungs- und Aktivierungsprozesse nach und nach lebenslang erworben. Sie wird deshalb auch als erworbenes Immunsystem bezeichnet. Lymphozyten sind Teil dieses Immunsystems. Durch die Aktivierungsvorgänge, also durch die Erstkontakte mit fremden Erregern, wird eine Vielfalt an Lymphozyten erzeugt. Diese Lymphozyten besitzen viele verschiedene Varianten an Rezeptoroberflächen. Passt eine solche Rezeptoroberfläche auf einen krankmachenden Erreger, wird dieser zerstört. Lymphozyten mit Rezeptoroberflächen, die auf körpereigene Strukturen passen, werden normalerweise beseitigt.

[65] Bischoff/Meuer (2012), S. 50 ff.

So ist sichergestellt, dass körpereigene Zellen von der Abwehr verschont werden.[66]

Ist die Infektion bekämpft, entwickeln sich Lymphozyten zu sogenannten Gedächtniszellen. Dringt ein Krankheitserreger wiederholt ein, gibt es nun bereits Lymphozyten (Gedächtniszellen) mit passender Oberflächenstruktur. Die Infektion kann so in kürzerer Zeit effektiv bekämpft werden. Im Laufe des Lebens findet aufgrund von Erstkontakten mit Erregern ein ständiges Training des spezifischen Immunsystems statt. Es wird immer leistungsfähiger und die Infektanfälligkeit nimmt bis zum Erwachsenenalter ständig ab.[67]

Die Oberfläche des Dünndarms mit ihren etwa 200 Quadratmetern dient der Aufnahme von Nährstoffen und Flüssigkeit. Diese große Oberfläche muss aber auch vor eindringenden Krankheitserregern geschützt werden. Hierfür sorgt zum einen die Schleimhaut, ein enger und dichter Zellverband, der ein Durchkommen für Erreger erschwert. Zum anderen übernimmt die Mikroorganismenbesiedlung, die an der Darmwand anhaftet, abwehrende Aufgaben. Diese gesunde Flora lässt Krankheitserregern keinen Platz (Kolonisationsresistenz) und konkurriert mit diesen um Nährstoffe.

Sollte es dennoch Erregern gelingen, durch die beiden eben genannten Barrieren zu kommen, treffen sie auf das darmassozierte Immunsystem,[68] das größte Immunsystem unseres Körpers.

Bestimmte Zellen (Mikrofaltenzellen, M-Zellen) nehmen hier Krankheitserreger (Bakterien, Viren) aus dem Darminhalt auf

---

66 Bischoff/Meuer (2012), S. 50 ff.

67 Bischoff/Meuer (2012), S. 50 ff.

68 Darmassoziertes Immunsystem, abgekürzt GALT von engl. *gut associated lymphoid tissue.*

und präsentieren sie den Lymphozyten des spezifischen Immunsystems. Dieses kann dann schnell die Bildung passender Antikörper einleiten. Das darmassozierte Immunsystem ist in der Lage, Krankheitserreger abzuwehren und gleichzeitig Reaktionen auf Eiweiße (Proteine), die über die Nahrung in den Darm gelangen, zu unterdrücken. Das bedeutet, dass diese Nahrung toleriert und keine Abwehrreaktion gestartet wird. Normalerweise werden auch die Eiweiße der Mikroorganismen toleriert, die zur gesunden Darmbesiedlung gehören. Sind Schleimhaut und Flora intakt, wird durch die M-Zellen nur das Fremdeiweiß präsentiert und dann toleriert. Gibt es hier Schädigungen, werden co-stimulierende Moleküle ausgeschüttet. Wird das Fremdeiweiß zusammen mit diesen co-stimulierenden Molekülen präsentiert, wird es bekämpft.[69]

So kann es passieren, dass Abwehrreaktionen gegen eigentlich normale Nahrungseiweiße eingeleitet werden und dass auch förderliche Mikroorganismen bekämpft werden. Durch die daraufhin eingeleitete Entzündungsreaktion wird die Darmschleimhaut geschädigt.[70] Daraus ergibt sich beispielsweise eine mögliche Ursache der Morbus-Crohn-Erkrankung.

Zum darmassozierten Immunsystem gehören auch die Rachen und Gaumenmandeln, ein Teil des Blinddarms, die Bindegewebsschicht des Darms, die Lymphknötchen des Darms und die Peyer'schen Plaques. Diese Lymphknotenhaufen verbinden sich über die Lymphwege mit dem restlichen Lymphsystem des gesamten Körpers.

---

69 Bischoff/Meuer (2012), S. 50 ff.

70 Bischoff/Meuer (2012), S. 50 ff.

Leaky-gut-Syndrom[71]

Der Darm ist innen mit einer Schleimschicht ausgekleidet, die für das Eindringen von Krankheitserregern eine Barriere darstellt. Wird diese Schleimhautbarriere durchlässig, spricht man vom *Leaky-gut*-Syndrom. Krankheitserreger oder Stoffe aus dem Darminhalt gelangen dann in tiefere Schichten der Darmwand und lösen Entzündungsreaktionen aus. Dies führt zur weiteren Störung der Schleimhautbarriere und zu noch größerer Durchlässigkeit. Chronische Erkrankungen wie Nahrungsmittelunverträglichkeiten, Allergien, Infektanfälligkeiten oder Darmerkrankungen sind die Folge.

Gehirn, Darm und enterisches Nervensystem

Der Darm ist mit einem autonomen Nervensystem versehen. Er wird nicht vom Gehirn gesteuert, sondern von diesem unabhängig arbeitenden enterischen Nervensystem. Deshalb wird auch vom „Darmhirn", „Bauchgehirn" oder vom „zweiten Gehirn" gesprochen. Dieses Nervensystem mit seinen über 100 Millionen Nervenzellen zieht sich von der Speiseröhre bis zum Darmausgang und hat mehr Nervenzellen als das komplette Rückenmark. Es enthält ähnliche Zelltypen und Rezeptoren wie das Gehirn und arbeitet funktionell ähnlich. Es kommuniziert wie das zentrale Nervensystem über Neurotransmitter (zum Beispiel über Serotonin und Dopamin). Das enterische Nervensystem reguliert vor allem die Darmbewegung und Sekretion, die lokale Durchblutung und Abwehrmechanismen. Es gehört zum vegetativen Nervensystem, das in Parasympathikus, Sympathikus und enterisches Nervensystem gegliedert ist.[72]

---

71 „*Leaky gut*" ließe sich wortwörtlich aus dem Englischen mit „durchlässiger" oder „undichter Darm" übersetzen.

72 Schemann, Michael: Das enterische Nervensystem, Spektrum.de.

Unsere Sprache kennt eine Reihe von Redewendungen, die beschreiben, dass der Darm auf Emotionen sehr empfindlich reagieren kann: So sagen wir beispielsweise, dass wir uns *vor Lachen in die Hose machen*, eine Nachricht erst einmal *verdauen* müssen, *Schiss* haben, *Flugzeuge oder Schmetterlinge im Bauch* spüren oder überhaupt auf unser *Bauchgefühl* achten. Läuft etwas schief, kann es uns schnell *auf den Magen schlagen* oder *in die Hose gehen*.

Die Beziehung zwischen Gehirn und Darm (Darm-Hirn-Achse) ist seit einigen Jahren Gegenstand wissenschaftlicher Forschung. Es ist noch zu klären, über welche Verbindungen das Gehirn mit dem Verdauungstrakt kommuniziert. „Vermutlich durch unmittelbare Interaktion mit dem enterischen Nervensystem des Darms oder über das Immunsystem des Darms [...]. Sicherlich auch über Stoffwechselprodukte, die von den Bakterien produziert werden [...]. Die stellen sie dann dem Gehirn zur Verfügung. Wahrscheinlich ist, dass sie alle diese Wege nutzen."[73]

Den Nachweis, dass die Darmflora an dieser Kommunikation beteiligt ist, erbrachte eine Studie, in deren Verlauf gesunde Frauen über einen Zeitraum von vier Wochen einen Joghurt mit speziellen Bakterien zu sich nahmen. Anschließend wurde mittels Magnetresonanztomografen das Gehirn gescannt. Es zeigte sich, dass der Nervenbereich, dem die Empfindung von Angst zugewiesen wird, geringer reagierte als vor der Einnahme.[74]

In den USA wurde im Mausmodell mit „autistischen" Mäusen gearbeitet. Autistische Mäuse sind Mäuse, die Verhaltensauffälligkeiten zeigen, die auch bei autistischen Menschen zu beobachten sind. Eine Veränderung der Darmflora durch Gabe von bestimmten Probiotika führte zu einem veränderten Ver-

---

[73] Friedl, Angelika Sylvia (2016).

[74] Gut Microbiota Worldwatch.

halten dieser Mäuse.[75] Ob sich diese Beobachtungen allerdings auf den Menschen übertragen lassen, ist ungewiss. Dennoch zeigt sich auch hier ein enger Zusammenhang zwischen Darmflora und Verhalten.

Wie bereits erwähnt (siehe Abschnitt „Autismus") geben bereits vorliegende Studien Anlass zur Hoffnung, dass wir in naher Zukunft auch die Zusammenhänge zwischen menschlicher Darmflora und Verhalten beziehungsweise Verhaltensstörungen besser verstehen werden – wenngleich eine monokausale Krankheitsentstehung hier vermutlich ausgeschlossen werden kann. Festgestellt wurde, dass Kindern, die an regressivem Autismus erkrankt waren, durch die Einflussnahme auf bestimmte Clostridium-Arten geholfen werden konnte. Ein solches Ergebnis sollte dazu führen, diesen Forschungsbereich mit der notwendigen Entschlossenheit voranzubringen.

Die Zusammensetzung von menschlichem Kot

Um Ihnen die Scheu im Umgang mit der Stuhlspende und generell mit der Stuhltransplantation zu nehmen, füge ich hier ein kleines Kapitel über die Zusammensetzung des menschlichen Kots ein.

Menschliche Nahrung besteht in der Regel aus gemischter Kost. Das heißt aus pflanzlichen und tierischen Bestandteilen. Die unverdauten Bestandteile der Nahrung werden als Kot wieder ausgeschieden. Es finden sich darin Reste von Pflanzenfasern, Muskel- und Bindegewebsfasern, Fetten und Stärke. Diese Bestandteile sind mit Wasser durchsetzt, das auf diesem Weg ebenfalls ausgeschieden wird.

Um die Nahrung aufzuspalten, werden dem Speisebrei während der Verdauung Enzyme zugesetzt. Reste davon finden

---

75 rme (2013a).

sich dann im Kot. Die Gallenfarbstoffe Bilirubin und Biliverdin zum Beispiel werden im Dickdarm durch Darmbakterien umgewandelt. Es entstehen neue Abbauprodukte, die den Kot gelblich braun bis dunkelbraun einfärben. Aufgrund der Passage durch den Darm haften abgestoßene Darmzellen und Schleim am Kot. Außerdem werden Mikroorganismen ausgeschieden. Der Anteil der Mikroorganismen macht etwa 30 % des Trockengewichts vom Kot aus.[76] Es handelt sich also um einen erheblichen Anteil lebendiger wie auch abgestorbener Bakterien.

Werden Eiweißverbindungen verdaut, entstehen durch Fäulnisprozesse verschiedene Aromastoffe wie Indol, Skatol und Alkanthiol. Wenn schwefelhaltige Aminosäuren durch Fäulnisbakterien abgebaut werden, entsteht Schwefelwasserstoff, ein Gas. Schwefelwasserstoff, schwefelhaltige Gase und die Aromastoffe verursachen den typischen Kotgeruch.

---

76 „Kot", in: Wikipedia.

Erkrankungen, auf die sich eine Stuhltransplantation positiv auswirken könnte

Wie im ersten Abschnitt erläutert, geben bisherige Behandlungserfolge auch Diskussionen darüber Raum, welche Krankheiten sich durch die Stuhltransplantation positiv beeinflussen lassen könnten. Seit 2013 werden hierzu eine ganze Reihe von Erkrankungen gezählt. Dennoch gilt es, bei aller Euphorie, zu berücksichtigen, dass die Stuhltransplantation erst bei einigen wenigen Erkrankungen erprobt wurde. Dazu gehören in erster Linie eine Clostridium-difficile-Infektion sowie Colitis ulcerosa und Morbus Crohn.

Einzelne Fallberichte gibt es bereits zu Stuhltransplantationen bei multipler Sklerose, Parkinson, chronischem Erschöpfungssyndrom und metabolischem Syndrom.[77]

Grundsätzlich ist die Mikroorganismenflora an chronischen Erkrankungen von Mund, Nase, Rachen, Nasennebenhöhlen, Kiefer- und Stirnhöhlen, Bronchien, Harnblase, Nierenbecken, Prostata, Darm, Vagina, Penis, Haut, Nägeln und Haaren beteiligt.

Krankheiten, bei denen eine Abhängigkeit zu einer gestörten Darmflora besteht, sind: Clostridium difficile, Colitis ulcerosa, Morbus Crohn, Reizdarmsyndrom, Diabetes, Adipositas, Übergewicht, multiple Sklerose, Autismus, Asthma, allergische Erkrankungen, psychische Erkrankungen, Parkinson, chronische Verstopfung (Obstipation), Nahrungsmittelunverträglichkeiten, Kolonkarzinom, Magenkarzinom, Arthritis, Autoimmunerkrankungen, chronisches Erschöpfungssyndrom, Ekzem, Fibromyalgie, rheumatoide Arthritis, Sakroiliitis, Mundgeruch, Akne, Schlaflosigkeit, Depression, Asperger-Syndrom, Myasthenia gravis, metabolisches Syndrom, Anorexia nervosa, myoklonische Dystonie.[78]

---

77 Borody/Paramsothy/Agrawal (2013).

78 Borody/Campbell (2012), S. 781 ff.; Borody/Paramsothy/Agrawal (2013).

Aufgrund des nachgewiesenen oder angenommenen Zusammenhangs zu einer Störung der Darmflora wird die Stuhltransplantation daher bei all diesen Erkrankungen als mögliches Therapeutikum diskutiert und/oder überprüft. Ob die gestörte Darmflora allerdings die Ursache der oben genannten Erkrankungen darstellt oder eine Folge der Erkrankungen ist, kann nicht mit Sicherheit gesagt werden.

Derzeitiger Anwendungsbereich

Die Stuhltransplantation wird im Moment fast ausschließlich für die Behandlung der Clostridium-difficile-Erkrankung (CDI) eingesetzt. Die Behandlung erfolgt trotz fehlender Langzeitstudien und dem damit verbleibenden Risiko. Grund hierfür ist die überragende Wirksamkeit für eine Gesundung einerseits, das Fehlen einer wirklichen Alternative zur Behandlung der CDI andererseits. Die bisherige traditionelle Behandlung mit Antibiotika greift oft wegen der Weiterentwicklung und Resistenz der Keime nicht mehr. Der Versuch der Darmlavage (Waschung) bringt nur bei knapp einem Drittel der Patient(inn)en einen Erfolg.[79] Es fehlt also bei der CDI an Therapiealternativen.

Eingeschränkte Behandlungsmöglichkeit besteht allerdings auch bei vielen anderen Erkrankungen, die im Zusammenhang mit einer gestörten Mikroorganismenbesiedlung stehen können. So wird deshalb die Stuhltransplantation auch bei der Behandlung von Diabetes, Adipositas, multipler Sklerose, Autismus, Asthma, allergischen Erkrankungen, psychischen Erkrankungen, Reizdarmsyndrom, Colitis ulcerosa, Morbus Crohn, Parkinson, chronischer Verstopfung, Nahrungsmittelunverträglichkeiten und Kolonkarzinom diskutiert.

---

79 Vrieze/van Nood/Holleman (2012), S. 913 ff.

Clostridium difficile

Eine Clostridium-Infektion gehört heute „zu den am häufigsten auftretenden Krankenhausinfektionen in Europa."[80] Die Erkrankung „wird in der Regel fäkal-oral übertragen."[81] Dies geschieht beispielsweise durch die Berührung durch Fäkalien verunreinigter Gegenstände oder Flächen (Lichtschalter, Geländer, Türgriffe, Wasserhähne usw.). Kommen die Hände anschließend in Kontakt mit dem Mund oder wird Nahrung mit den Händen berührt und anschließend verzehrt, gelangt der Erreger in den Körper.

In der Folge treten durch die Gifte, die diese Erreger bilden, schwere blutige Durchfälle, entzündliche Infektionen und Fieber auf. Es droht die Verbreitung von hoch widerstandsfähigen Keimen und die Überwucherung des Darms mit Clostridien. Die von dieser Bakterienart ausgeschiedenen Giftstoffe führen zu einer schweren Schädigung der Darmwand. In komplizierten Fällen entsteht eine Entzündung mit eitrigen Ablagerungen auf der Dickdarmschleimhaut, eine sogenannte pseudomembranöse Colitis. Der Dickdarm bläht sich auf und weitet sich (toxisches Megakolon).[82] „Im schlimmsten Fall kann der Darm einreißen und eine anschließende Ausschwemmung von Darmbakterien über die Blutbahn zum Tod führen."[83]

Die Diagnose der Clostridium-Infektion erfolgt durch Laboruntersuchung. Das Toxin wird im Stuhl nachgewiesen und anschließend das Bakterium auf einem speziellen Nährboden angezüchtet.[84]

---

80 DocCheck (2012).

81 ZDF Praxis täglich (2014).

82 ZDF Praxis täglich (2014).

83 SRH Kurpfalzkrankenhaus Heidelberg, Pressemitteilung vom 21.03.2014.

84 ZDF Praxis täglich (2014).

Den Darmkeim Clostridium difficile tragen etwa 20 % der Bevölkerung in sich.[85] Nicht alle Menschen, die diesen Darmkeim in sich tragen, erkranken auch daran. Der größte Teil (90 %) der Clostridium-difficile-Patient(inn)en ist über 65 Jahre alt und „hat sich die Infektion im Krankenhaus oder im Pflegeheim zugezogen".[86] Das Durchschnittsalter der Erkrankten liegt bei 76 Jahren.[87] 2012 erkrankten in Deutschland fast 800 Menschen an einer Clostridium-difficile-Infektion, 502 von ihnen starben.[88] In den USA erkranken jährlich 250 000 Menschen, etwa 14 000 sterben daran.[89] Experten schätzen, dass jeden Tag weltweit bis zu 300 Menschen an den Folgen einer Clostridien-Infektion sterben.[90]

Seit 2001 ist ein gefährlicher Clostridium-difficile-Stamm (Ribotyp 027, NAP1/BI/027) über die USA nach Europa gelangt. Er ist in der Lage, deutlich mehr Toxine zu bilden (20-mal mehr) als bisher in Europa bekannte Erreger. Die Erkrankungen verlaufen schwerer und die Todesrate ist höher.[91]

Die wachsende Zahl an Clostridium-difficile-Erkrankungen wird in einen Zusammenhang mit dem generell erhöhten Einsatz von Antibiotika gebracht. Neben der Medikation bei Erkrankungen kommen Antibiotika auch in der Massentierhaltung zum Einsatz. Beim Verzehr dieses Fleisches nehmen wir ständig geringe Mengen dieser Stoffe zu uns. Aber auch andere Faktoren machen sich bemerkbar. Die erhöhten krankmachenden Eigenschaften bestimmter Bakterien und der vermehrte

---

85 David et al. (2014).

86 DocCheck (2012).

87 Konturek (2014).

88 WAZ (2013); Medizin-Welt (2014).

89 Carr (2014).

90 ZDF Praxis täglich (2014).

91 Kleger et al. (2013), S. 108 ff.; ZDF Praxis täglich (2014).

Einsatz von Säureblockern (Protonenpumpenhemmer)[92] bewirken eine zunehmende Anzahl von Clostridium-difficile-Fällen.

Eine Analyse aus dem Jahr 2012[93] ergab einen Häufigkeitsanstieg (um 65 %) der Erkrankung an Clostridium difficile, wenn Protonenpumpenhemmer eingenommen wurden. Als Ursache wird eine durch die Säurehemmung verursachte Veränderung der Darmflora vermutet. Es wird zu einer deutlich zurückhaltenderen Verabreichung von Protonenpumpenhemmern geraten.

Eine amerikanische Studie aus dem Jahr 2015 zeigt ebenfalls, dass sich die Menge der an Clostridium difficile erkrankten Kinder in den Jahren 1991 bis 2009 verzehnfacht hat. Als Ursache wird auch hier die erschreckend häufige Verschreibung von Protonenpumpenhemmern schon bei Säuglingen vermutet. Die Ergebnisse legen nahe, dass der unkritische Einsatz bei unklaren Magen-Darm-Erkrankungen wie beispielsweise gelegentlichem Erbrechen, und bei Spuck-Kindern das Risiko, an Clostridium difficile zu erkranken, deutlich erhöht. Zur Ursache sagte der Leiter der Studie, Daniel E. Freedberg: „Das Mikrobiom bei Kindern ist bis zum Alter von 4 bis 5 Jahren sehr veränderlich. Es ist unbekannt, ob Änderungen während dieser prägenden Zeit aufgrund von Antibiotika oder Protonenpumpenhemmern den ultimativen Entwicklungsverlauf des Mikrobioms verändert."[94] Die Ergebnisse der Studie ergaben unter anderem, dass für Kinder, die mit Protonenpumpenhemmern behandelt wurden, ein 7,6-mal höheres Risiko besteht, an Clostridium difficile zu erkranken.[95]

---

92 Konturek (2014).

93 Janarthanan et al. (2012), S. 1001 ff.

94 *"The microbiom in children is highly mutable up until age four or five. It is unknown whether changes during that formative period, due to antibiotics or PPIs, could alter the microbiome´s ultimate trajectory."* Freedberg et al. (2015). Deutsche Übersetzung durch H.P.

95 Freedberg et al. (2015).

Normalerweise wird eine Clostridium-difficile-Erkrankung mit speziellen Antibiotika behandelt. Durch die Antibiotikaeinnahme sterben nicht nur, wie beabsichtigt, die krankmachenden Keime, sondern leider auch jene Mikroorganismen der Darmflora, die wir für unsere Gesundheit benötigen.

Unabhängig von der Art der Erkrankung gilt: Kommt es nach einer Antibiotikatherapie zu Durchfallerkrankungen, die sich nicht innerhalb von zwei bis drei Tagen bessern, ist erhöhte Vorsicht geboten. Leider begünstigen einige gängige Antibiotika zudem eine Clostridium-difficile-Infektion. Diese haben einen vergleichsweise vernichtenden Einfluss auf die gesunde Darmbesiedlung (zum Beispiel: Clindamycin, Cephalosporinen, Chinolone).[96]

Die Neubesiedlung der Darmflora nach einer Antibiotikatherapie erfolgt zufällig. Je nachdem welche Nahrung in den Tagen verzehrt wird, welche Bakterien über Oberflächen oder fremde Schleimhautkontakte aufgenommen werden oder welche Darmbesiedler die Antibiotikagabe überlebt haben. Oftmals werden im Anschluss große Flächen unserer Darmoberfläche von krankmachenden Mikroorganismen besiedelt. Der Darm ist nicht mehr in der Lage, die eigene Darmflora in gesunder Weise neu zu besiedeln. Nach einer Antibiotikatherapie kann die Anzahl der Clostridium-difficile-Keime sprunghaft anwachsen. Es gibt keine förderliche Mikroorganismenbesiedlung mehr, die eine Konkurrenz für diesen Darmkeim darstellt. Gesunde Besiedler werden verdrängt.

In der Folge werden die Patient(inn)en dann wiederum mit Antibiotika behandelt (Metronidazol).[97] Schlägt eine Anschlussbehandlung mit diesen Antibiotika an, gehen die Beschwerden zurück. Haben die Erreger jedoch eine Resistenz entwickelt, also eine Widerstandsfähigkeit gegenüber den Wirkstoffen,

---

96 Kleger et al. (2013), S. 108 ff.

97 Jossé (2014).

schlägt diese Behandlung nicht an. Es kommt wiederholt (rezidivierend) zu Clostridien-Infektionen (in 40 % der Fälle).[98] Ein zweites Antibiotikum[99] bzw. eine gleichzeitige Gabe von Metronidazol und Vancomycin wird verabreicht.[100] Führen auch diese Behandlung und eine Darmwaschung nicht zum Erfolg, kann es nötig werden, Teile des Darms zu entfernen. Im Extremfall sterben Patient(inn)en an einer Clostridium-difficile-Erkrankung.

Bezeichnend für den Verlauf bei einer Therapie mit Antibiotika ist also: Selbst wenn ein Antibiotikum erst einmal wirkt und die Symptome zurückgehen, tritt die Erkrankung häufig innerhalb der nächsten zwei bis zwölf Wochen erneut auf. Antibiotika korrigieren in keiner Weise die abnormale Darmflora, sondern verstärken das Problem.[101] Eine geschädigte Darmflora begünstigt Rückfälle bei einer Clostridium-difficile-Infektion. Die erneute Antibiotikagabe bewirkt zudem eine weitere Schwächung des Körpers im Bemühen, den Darm wieder ausbalanciert zu besiedeln.

In den USA, in Australien und Kanada wird die Stuhltransplantation bei Clostridium-difficile-Infektionen schon länger und in größerer Zahl angewandt. Bis zum Jahr 2014 wurden etwa 500 Patient(inn)en, die dieses Krankheitsbild aufwiesen, mit einer Stuhltransplantation behandelt; die Erfolgsquote lag bei ca. 90 %.[102] Berichte über erfolgreiche Studien beschränken sich jedoch meistens auf größere Fallserien. Bisher wurden nur wenige randomisiert-kontrollierte Studien veröffentlicht. Auch aus Deutschland gibt es bisher nur einzelne veröffentlichte Fallberichte.

---

98 Silverman/Ian/Pillai (2010), S.471 ff.

99 Das relativ teure Vancomycin bzw. in jüngster Zeit Fidaxomicin, Rifaximin, Tigecyclin oder Nitazoxanid. Kleger et al. (2013), S. 108 ff.

100 Konturek (2014).

101 Borody/Paramsothy/Agrawal (2013).

102 Kleger et al. (2013), S. 108 ff.

Eine randomisiert-kontrollierte Studie ist die bestmögliche Studienform, um aussagesichere Ergebnisse zu erhalten.

Im Rahmen einer randomisierten Studie wird eine Gruppe von Patienten und Patientinnen nach dem Zufallsprinzip in zwei oder mehrere Gruppen unterteilt. Die eine Gruppe erhält ein unwirksames Medikament oder die normalerweise gebräuchliche Therapie. Die andere Gruppe erhält das in seiner Wirksamkeit zu untersuchende Medikament oder Verfahren. Im Idealfall weiß keiner der Beteiligten, ob Forscher/in oder Proband/in, wer welche Therapie erhält. Diese spezielle Versuchsform wird dann als „doppelblinde Studie" bezeichnet.

Eine Stuhltransplantation bringt bei einer Clostridium-difficile-Infektion in gut 90 % aller Anwendungen mit ein bis zwei Transplantationen den gewünschten dauerhaften Heilungserfolg. Die Behandlung schlägt oft bereits nach wenigen Tagen an, obwohl die Patient(inn)en schon über Monate erkrankt waren. Es kommt nicht oft vor, dass Innovationen in der Medizin derart erfolgreich sind. „'Das Verfahren ist der konventionellen Behandlung so weit überlegen, dass es bei wiederkehrenden Infektionen mit Clostridium difficile als neuer Standard empfohlen werden kann'", meint Ulrich Rosien, leitender Arzt am israelitischen Krankenhaus in Hamburg.[103] Weltweit sollen bisher (Juli 2014) rund 500 Patient(inn)en mit einer Stuhltransplantation behandelt worden sein.[104]

Damit sich die Stuhlspende optimal auswirken kann, werden Reste der gestörten Darmbesiedlung vor der Spende reduziert. Dies geschieht durch eine Antibiotikagabe (Vancomycin) für etwa fünf bis zehn Tage.

---

103 Zitiert nach: Donner (2014).

104 Borody/Paramsothy/Agrawal (2013).

Verstopfung (Obstipation)

1995 wurde die Stuhltransplantation im Rahmen einer Studie[105] zu chronischer Verstopfung eingesetzt. 45 Patient(inn)en mit schwerer chronischer Verstopfung erhielten eine Stuhltransplantation. Bei 40 der Patient(inn)en (89 %) verbesserte sich der Stuhlgang, Blähungen und Bauchschmerzen verschwanden. 30 Patient(inn)en konnten langfristig beobachtet werden. Nach gut einem Jahr hatten noch 18 Patient(inn)en (60 %) weiterhin normalen Stuhlgang und konnten auf Abführmittel verzichten.

Metabolisches Syndrom (Übergewicht, Bluthochdruck, erhöhter Blutzuckerspiegel)

Unter dem Begriff „metabolisches Syndrom" wird der Zusammenschluss gleichzeitig auftretender Erkrankungen verstanden. Starkes Übergewicht mit meist bauchbetonter Fetteinlagerung, Bluthochdruck, erhöhter Blutzuckerspiegel sowie ein gestörter Fettstoffwechsel sind die üblichen Symptome. Der Zuckerstoffwechsel ist dahin gehend gestört, dass es eine Insulinunempfindlichkeit gibt.

Im Jahr 2010 nahmen 18 Männer mit metabolischem Syndrom an einer Studie teil.[106] Neun von ihnen bekamen eine Stuhlspende von schlanken Männern. Die anderen neun Probanden bekamen ihren eigenen Stuhl – als Stuhlspende aufbereitet – wieder zugeführt. Bei den Probanden mit der Stuhlspende von schlanken Männern verringerte sich der Triglycerid-Spiegel (Neutralfett) im Blut. Die periphere und hepatische Insulinempfindlichkeit verbesserte sich. Bei den übrigen neun Probanden zeigte sich keine Veränderung. Diese Ergebnisse zeigen deutlich einen Einfluss der Darmflora auf die Regulierung der Energiebilanz bei übergewichtigen Personen.

---

[105] Andrews et al. (1995).

[106] Vrieze et al. (2010).

In einer niederländischen Studie[107] wurde 2012 die Stuhltransplantation angewendet. Kleinste Stuhlmengen von gesunden, schlanken Spendern wurden übergewichtigen männlichen Patienten mit metabolischem Syndrom in den Darm verabreicht. Sechs Wochen nach der Transplantation wurde eine erhöhte Ansprechempfindlichkeit auf Insulin ermittelt. Die Fähigkeit, Zucker abzubauen, stieg auf nahezu das Doppelte.

Auf dem europäischen Adipositas-Kongress in Lyon 2012 wurden Studienergebnisse zur Untersuchung von Darmbakteriengruppen übergewichtiger und schlanker Kinder vorgestellt.[108] Vorgestellt. Es zeigte sich, dass bei Übergewichtigen die Darmbakteriengruppe der Firmicutes im Gegensatz zur Darmbakteriengruppe der Bacteroidetes deutlich erhöht ist.

Am Universitätsklinikum in Dresden wurde 2012 erforscht, wie sich die Darmflora bei Menschen nach Magenbypass-Operationen verändert.[109] Fettleibige Menschen weisen eine spezielle Darmbesiedlung auf. Es sind deutlich größere Mengen an Bacteroides-Arten im Vergleich zu schlanken Menschen nachweisbar. Bacteroides-Arten verwerten die Kohlenhydrate der Nahrung in großen Mengen. Ein Mensch mit einer überwiegenden Besiedlung dieses Typus neigt zur Fettleibigkeit und zu Diabetes. Nach einer Magenbypass-Operation sind die Patient(inn)en quasi zum Abnehmen gezwungen. Dabei zeigten sich drei Monate nach der Operation erstaunliche Veränderungen in der Zusammensetzung der Darmflora. Während sich bestimmte Mikroorganismen reduzierten, stieg die Zahl anderer Mikroorganismen an.[110] Diese neue veränderte Zusammensetzung glich mehr und mehr der Zusammensetzung, wie sie für schlanke Personen typisch ist.

---

107 Vrieze/van Nood/Holleman (2012), S. 913 ff.

108 Qin et al. (2012).

109 TU Dresden (2012).

110 TU Dresden (2012).

Im Mausmodell konnte gezeigt werden, dass die Mikroorganismenbesiedlung direkten Einfluss auf den Stoffwechsel hat. Wurde einer speziell gezüchteten keimfreien Maus per Stuhltransplantation der Stuhl von einem übergewichtigen menschlichen Zwilling verabreicht, wurde diese Maus übergewichtig. Wurde einer keimfreien Maus der Stuhl vom schlanken (menschlichen) Zwilling implantiert, blieb diese Maus schlank.[111] In dem Stuhl des übergewichtigen Zwillings fehlte die Vielfalt der natürlichen Darmflora. Auf den frei gewordenen Flächen siedeln sich in großer Zahl Mikroorganismen an, die die aufgenommene Nahrung extrem effizient verwerten. So ist selbst bei geringer oder energiearmer Kost Übergewicht möglich.

Diabetes und Stuhltransplantation

In einer niederländischen Studie[112] wurde Diabetiker(inne)n mittels Stuhltransplantation der Stuhl von gesunden, schlanken Menschen verabreicht. Sechs Wochen nach der Transplantation war eine verringerte Insulinresistenz festzustellen. Der Körper reagierte wieder besser auf das Hormon. Dieser Effekt wird bei Diabetes als positive Entwicklung gewertet. Leider blieb dies nicht so. Nach einem Jahr war der alte Ursprungswert wieder messbar. Es zeigt jedoch deutlich die Möglichkeit, über die Stuhltransplantation Einfluss auf diese Krankheit zu nehmen.

Parkinson

Die nach dem englischen Arzt Dr. James Parkinson benannte Erkrankung verläuft als eine langsam fortschreitende Veränderung von Teilen des Gehirns. Bestimmte Nervenzellen im Mittelhirn sterben ab.

---

[111] Gordon, Jeffrey (2013).

[112] Nieuwdorp, Max (2014).

In der Folge werden wichtige Stoffe (Dopamin) nicht mehr gebildet. Das hat negative Auswirkungen auf Teile der Großhirnrinde. Es sind die Areale betroffen, die an der Kontrolle der willkürlichen und unwillkürlichen Bewegungen beteiligt sind. Im weiteren Verlauf kommt es zu Schüttellähmungen, Zittern in Ruhe, Muskelsteifheit, Gang- und Gleichgewichtsstörungen sowie Bewegungsarmut. Die Ursache ist unklar. Mehrere Faktoren wie Umweltgifte, Giftstoffe, die im Körper entstehen, erbliche Disposition sowie Fehlbesiedlung der Darmflora werden diskutiert. Eine medikamentöse Therapie bessert oder verlangsamt den Verlauf der Erkrankung.

Es gibt einen Fallbericht[113] aus Australien, der den Schluss nahelegt, dass die Darmflora am Ausbruch und am Verlauf von Parkinson beteiligt ist. Dem Bericht zufolge verabreichte Professor Borody, Gastroenterologe am Zentrum für Magen-Darm-Krankheiten in New South Wales, einem Parkinson-Patienten Antibiotika zur Behandlung einer Verstopfung. Borody hatte festgestellt, dass Verstopfung auch durch eine Infektion des Dickdarms entstehen kann. Erstaunlicherweise gingen im Anschluss an die Behandlung auch die Parkinson-Symptome zurück. Zwei hinzugezogene Neurologen konnten bei dem Patienten keine Parkinson-Symptome mehr feststellen.

Etwa 80 % aller Parkinson-Patient(inn)en berichten von Verstopfungen im Vorfeld der Krankheit. Dieses Symptom geht der eigentlichen Parkinson-Erkrankung etwa zwei Jahre voraus.[114] Zudem haben Menschen mit weniger als einer Stuhlentleerung pro Tag ein vierfach höheres Risiko, im späteren Leben an Parkinson zu erkranken.[115]

Zum Thema Parkinson und Stuhltransplantation liegen bisher jedoch keine Fallberichte vor.

---

113 Anathaswamy (2011).

114 Vrieze et al. (2010).

115 Vrieze et al. (2010).

Multiple Sklerose (MS)

Die multiple Sklerose ist eine chronisch-entzündliche Erkrankung, bei der die Abwehrzellen des Immunsystems das eigene Nervengewebe angreifen. Nervenfasern sind mit einer elektrisch isolierenden äußeren Schicht umgeben. Diese äußere Schicht wird auch Markscheide oder Myelinscheide genannt. Bei der Erkrankung lösen die Oberflächenstrukturen der Proteine der Myelinscheiden eine Aktivierung des Immunsystems aus. Es kommt in der Folge zu Entzündungsreaktionen an den Myelinscheiden, die dabei nach und nach schubweise zerstört werden. Die Nervenfasern, über die die elektrischen Impulse laufen, sind nun nicht mehr voneinander isoliert. Es kommt zu Empfindungsstörungen, Sehstörungen, Koordinations- und Gedächtnisstörungen und zu Lähmungen. Schreitet die Krankheit voran, führt das unter Umständen zu tief greifenden Lebenseinschränkungen.

Trotz jahrzehntelanger Forschung nach der Ursache ist diese noch nicht hinreichend geklärt. Therapien setzen daher an den Symptomen an und versuchen, diese zu minimieren. Bisher ging man davon aus, dass genetische Veranlagung, Umweltfaktoren und krankmachende Bakterien die Krankheit verursachen.

Im Jahr 2011 überraschte dann eine 30-jährige Biologin mit der Veröffentlichung ihrer Forschungsarbeiten zur Ursache der Multiple-Sklerose-Erkrankung die Fachwelt. [116] Am Max-Planck-Institut für Neurobiologie in Martinsried war es ihr und ihren Kolleg(inn)en gelungen, in Versuchen mit Mäusen nachzuweisen, dass nicht (wie bisher angenommen) krankmachende Bakterien die Ursache für die Erkrankung sind, sondern förderliche, nützliche Bakterien der ganz normalen Darmbesiedlung die multiple Sklerose auslösen.

---

[116] Berer et al. (2011), S. 538 ff.

Für die Studie wurden gesunde (genveränderte) Mäuse ohne Darmbesiedlung mit normalen Darm-Mikroorganismen besiedelt. Bei diesen Tieren traten Entzündungsreaktionen im Gehirn auf, die Ähnlichkeiten zu den Entzündungsreaktionen bei der multiplen Sklerose aufwiesen.

In einer besonderen Reaktion aktivieren die Mikroorganismen offenbar die Immunzellen der spezifischen Abwehr im Darm (T- und B-Lymphozyten). Als Folge bilden sich Abwehrzellen (Antikörper) gegen die Myelinschicht. Es kommt zu Entzündungsreaktionen im Gehirn, die schubweise die Myelinschicht zerstören. Diese aus dem Mausmodell gewonnenen Erkenntnisse legen den Schluss nahe, dass die Erkrankung durch Mikroorganismen, die das Immunsystem beeinflussen, ausgelöst wird. Welche Mikroorganismen diesen Einfluss ausüben, ist jedoch noch unklar.

Stuhltransplantation und multiple Sklerose

Es existieren drei Fallberichte zu Behandlungen mittels Stuhltransplantat aus dem Jahr 2011 (siehe weiter unten), die von Professor Borody aus Australien vorgestellt wurden.[117]

Die Berichte lesen sich wie Erzählungen von Wunderheilungen. Zwei Patienten und eine Patientin mit multipler Sklerose wurden zur Behandlung ihrer Verstopfung Stuhltransplantationen verabreicht. Überraschenderweise besserten sich bei diesen anschließend nicht nur die Verstopfungen, sondern auch die typischen MS-Symptome. Das heißt, es gab eine Umkehrung, die neurologischen Symptome wie Missempfindungen, Taubheitsgefühle, Muskelschwäche, Beinschwäche und Gangschwierigkeiten verschwanden fast vollständig.

---

117 Borody/Leis/Campbell et al. (2011).

Wegen des schubweisen Verlaufs der Erkrankung wurden die unerwarteten Genesungen erst nach Jahren (in einem Fall 15 Jahre) der beobachtbaren Symptomfreiheit veröffentlicht. Es sollte ausgeschlossen werden, dass es sich um eine vorübergehende Besserung handelte. Die bisherigen Ergebnisse zeigen, dass durchaus Heilungschancen durch Stuhltransplantation bei multipler Sklerose bestehen. Daher sollen die Fallbeispiele hier kurz skizziert werden:

Im ersten Fall handelt es sich um einen 30-jährigen Mann, bei dem Verstopfung, Schwindel, Trigeminusneuralgie, Konzentrationsstörungen und MS diagnostiziert worden waren. Als neurologisches Symptom zeigte sich schwere Beinschwäche. Er benötigte einen Rollstuhl und einen Dauerblasenkatheter. Die vorangehenden Behandlungen mit Mexiletin, Tryptanol und Interferon (IRF-9) waren erfolglos.

Der Patient bekam zwecks Besserung seiner Verstopfung fünf Einläufe mit Stuhltransplantat. Das führte zur Auflösung seiner Verstopfung und seine MS-Symptome verbesserten sich schrittweise ebenfalls. Er erlangt seine Gehfähigkeit wieder, der Katheter konnte entfernt werden. Der Patient blieb auch 15 Jahre nach der Stuhltransplantation ohne Rückfall.

Fallbeispiel 2 berichtet von einem 29-jährigen Mann, der auf einen Rollstuhl angewiesen ist und dem eine atypische MS sowie schwere chronische Verstopfung diagnostiziert worden waren. Er klagte über Missempfindungen und Beinmuskelschwäche. Der Patient erhielt zehn Tage lang Einläufe mit Stuhltransplantat, die seine Verstopfung behoben. Zusätzlich bemerkte er eine ständige Verbesserung der neurologischen Symptome. Die Missempfindungen und die Beinschwäche lösten sich langsam auf. Über die folgenden drei Jahre der Beobachtung zeigte der Patient normale Bewegungs-, Harnwegs- und Magen-Darm-Funktionen.

Fall 3 schließlich erzählt von einer 80-Jährigen mit schwerer chronischer Verstopfung, Proctalgia fugax (krampfenden rektalen Beschwerden mit Schwindel, Übelkeit und Stuhldrang) und schwerer Muskelschwäche. Die Schwierigkeiten beim Gehen wurden als atypische MS diagnostiziert. Die Patientin erhielt fünf Einläufe mit Stuhltransplantat. Dies führte zur raschen Verbesserung der Verstopfung und zunehmender Lebenskraft. Nach acht Monaten berichtete sie von der vollständigen Besserung ihrer Darmbeschwerden und von neurologischen Verbesserungen. Sie konnte jetzt lange Strecken zu Fuß ohne fremde Hilfe gehen. Auch zwei Jahre nach der Stuhltransplantation ist diese Patientin beschwerdefrei.

Reizdarm, Colitis ulcerosa, Morbus Crohn (chronisch entzündliche Darmerkrankungen CED)

In einer Studie zum Einsatz der Stuhltransplantation bei Diabetes und Übergewicht ergab sich in der Untersuchung der Darmflora eine erhöhte Besiedlung und Aktivität von Butyrat (Buttersäure) produzierenden Bakterien.[118] Butyrat entsteht durch Buttersäuregärung bei Verstoffwechslung von Kohlenhydraten und Ballaststoffen durch verschiedene Bakterien der Gattung Clostridien (Faecalibacterium prausnitzii).[119]

Butyrat hat einen großen Einfluss auf gesunde Vorgänge im Darm. So kommt Butyrat unter anderem Bedeutung als Energiequelle der Darmschleimhautzellen zu. Die Darmschleimhautzellen werden nicht über das Blut mit Nahrung versorgt. Diese Zellen decken ihren Bedarf an Nahrung ausschließlich über Stoffe, die im Darm zur Verfügung stehen. Einen großen Teil dieser Nährstoffe produzieren die Mikroorganismen unserer Darmflora. Ein Hauptnährstoff ist Butyrat.

---

118 Borody/Paramsothy/Agrawal (2013).

119 Plöger (2011), S.15 ff.

Butyrat stabilisiert also indirekt die Barrierefunktion der Darmschleimhautzellen. Es hat einen regulierenden Einfluss auf die Gene des Darms und somit auf die Vorgänge der Zelldifferenzierung, des Wachstums und der Vermehrung der Zellen sowie auf den Zelltod (zum Beispiel nach Erbgutschädigung).[120] Butyrat ist im Zusammenhang mit chronisch entzündlichen Darmerkrankungen wie Colitis ulcerosa und Morbus Crohn zunehmend in den Mittelpunkt der Forschungen gerückt. Morbus-Crohn-Patient(inn)en haben reduzierte Mengen an Faecalibacterium prausnitzii.[121] Es konnte zudem gezeigt werden, dass Patient(inn)en mit Colitis ulcerosa eine verminderte Butyrat-Oxidation aufwiesen. Einläufe mit Butyrat minimieren die entzündlichen Prozesse.[122]

Bei chronisch entzündlichen Darmerkrankungen ging man bisher davon aus, dass das Immunsystem aufgrund einer Autoimmunerkrankung die körpereigenen Darmzellen bekämpft. Eine neuere und genauere Betrachtungsweise im Mausmodell zeigt, dass sich die Reaktion des Immunsystems vornehmlich gegen Darmbakterien richtet und nicht in erster Linie gegen Darmzellen. Gelingt es, diese Mikroorganismen zu beseitigen, klingt auch die Immunreaktion ab.[123] Bei Mäusen mit entzündlicher Darmerkrankung (dem am Menschen diagnostizierten Morbus Crohn ähnlich) finden sich besonders viele dieser Mikroorganismen, was bei gesunden Mäusen nicht der Fall ist. Diese Bakterien dringen in die Darmschleimhaut ein und werden vom Immunsystem als fremd identifiziert und bekämpft. Daraus folgen Entzündungsreaktionen, die nach und nach die Darmschleimhaut zerstören.[124]

---

[120] Plöger (2011), S.15 ff.

[121] Borody/Campbell (2012), S. 781 ff.

[122] Plöger (2011), S.15 ff.

[123] Steck et al. (2011), S. 959 ff.

[124] Steck et al. (2011), S. 959 ff.

Reizdarm

Als Reizdarmsyndrom wird eine Gruppe von Beschwerden bezeichnet. Kommt es zu wiederholten Durchfällen, Verstopfungen, Krämpfen, Blähungen, heftigem Grummeln und Gurgeln nach Nahrungsaufnahme sowie Bauchschmerz, spricht man vom Reizdarmsyndrom. Als Ursachen gelten psychische Faktoren, Ernährungseinflüsse und Nahrungsmittelunverträglichkeiten sowie eine Dysbiose der Darmflora.

Derzeit gibt es nur wenige Veröffentlichungen zum Einsatz der Stuhltransplantation beim Reizdarmsyndrom. Einem Bericht zufolge wurde die Methode 1995 mit gutem Erfolg in Australien angewandt.[125] Im World Wide Web finden sich weitere Berichte aus dem englischsprachigen Raum, denen zufolge die Behandlung zu einer Besserung der Störungen führte. Um bei diesem Krankheitsbild Aussagen zur Wirksamkeit der Stuhltransplantation machen zu können, sind jedoch gezieltere Studien nötig.

Colitis ulcerosa

Als *Colitis ulcerosa* wird eine chronische, schubweise verlaufende Entzündung des Dickdarms bezeichnet. Diese oft vom Enddarm aufwärts verlaufende Entzündung zeigt sich in rektalen Blutungen, blutigen Durchfällen und Schmerzen. Schreitet diese Erkrankung voran, kann es zu auflösenden Entzündungen der Darmwand, zu Verengungen und zum Durchbruch der Darmwand kommen.

Die Ursachen sind unklar. Wahrscheinlich handelt es sich um eine Summierung vieler Faktoren: Vererbung der Disposition, Stress, Toxine, Autoimmunreaktionen, Fehlbesiedlung der Darmflora. Eine medikamentöse Heilung gelingt selten.

---

125 Jossé (2014); Borody/George/Andrews et al. (1989).

Zunächst sah es aufgrund erster Studienergebnisse so aus, als bliebe die Stuhltransplantation bei Colitis ulcerosa (so gut wie) wirkungslos. Lediglich bei Kindern zeigte sich mittels Stuhltransplantation in einer sehr frühen Phase ihrer Erkrankung eine gute Wirkung.[126]

Es liegt eine Studie aus dem Jahr 2012 zum Einsatz der Stuhltransplantation bei Colitis ulcerosa vor.[127] Die Wirksamkeit der Behandlung erwies sich als geringer als bei der Clostridium-difficile-Infektion.[128] Erwähnenswert ist an dieser Stelle jedoch, dass im Rahmen dieser Studie lediglich einmal 400 ml Stuhltransplantat mittels Koloskopie verabreicht wurden.

Anderen Studien[129] zufolge ließ sich sehr wohl ein positiver Effekt beobachten, insbesondere bei Patient(inn)en mit gleichzeitiger chronisch-entzündlicher Darmerkrankung und Clostridium-difficile-Infektion.

Seit dem Sommer 2015 wurden die bisherigen Ergebnisse durch zwei weitere Studienauswertungen zum Einsatz der Stuhltransplantation bei Colitis ulcerosa erweitert.[130] Paul Moayyedi und sein Team von der McMaster Universität in Kanada hatten 75 Patient(inn)en mit Colitis-ulcerosa-Erkrankung behandelt. 38 Patient(inn)en dieser Gruppe wurden über einen Gesamtzeitraum von sechs Wochen einmal wöchentlich 50 ml der verflüssigten Stuhlspende per Einlauf rektal verabreicht.

Die anderen 37 Patient(inn)en bekamen als Vergleichsgruppe ebenfalls sechs Wochen lang einmal wöchentlich einen Einlauf, allerdings enthielt dieser nur Wasser. Moayyedi veröffent-

---

126 Jossé (2014); Sha/Wu (2014), S. 119 f.

127 Kump et al. (2012).

128 Moayyedi et al. (2014); Kump et al. (2012).

129 Borody/Paramsothy/Agrawal (2013).

130 Moayyedi et al. (2015), Rossen et al. (2015).

lichte 2014 erste Ergebnisse dieser Studie.[131] Zu diesem Zeitpunkt konnte er noch keine positive Wirkung erkennen. Die Endauswertung zeigte allerdings ein besseres Ergebnis. 24 % (das sind 9 Patienten/Patientinnen) der mit Stuhltransplantat behandelten Proband(inn)en gesundeten. In der Vergleichsgruppe, die lediglich mit Wasser behandelt worden war, gesundeten nur 5 % (das sind 2 Patienten/Patientinnen). Die Vielfältigkeit des Mikrobioms erhöhte sich in der Transplantatgruppe.

Die Ergebnisse dieser Studie deuten an, dass die Heilungschancen von Colitis ulcerosa mittels Stuhltransplantation umso größer sind, je früher die Behandlung erfolgt. Im Rahmen der Studie wurde die Stuhltransplantatgruppe von zwei Spender(inne)n versorgt, hier bezeichnet als *SPA* und *SPB*. Von den 9 gesundeten Patient(inn)en hatten 7 die Stuhlspende von *SPB* erhalten. Es wurde teilweise mit eingefrorenem und aufgetautem Stuhl, teilweise mit frischem Stuhl und teilweise – im wöchentlichen Wechsel – mit gefrorenem und frischem Stuhl gearbeitet.[132]

Noortje G. Rossen und ihr Team vom Academic Medical Center in Amsterdam hatten 50 Patient(inn)en mit Colitis-ulcerosa-Erkrankung behandelt. Am Abend und am Morgen vor der Spende wurde, um den größten Teil ihrer Mikroorganismen auszuspülen, eine Darmwaschung durchgeführt. Bei der Hälfte der Teilnehmer/innen wurden im Anschluss mittels nasoduodenaler Sonde 500 ml der verflüssigten Stuhlspende eingespült. Die Stuhlspende war nicht älter als sechs Stunden. Die andere Hälfte bekam als Vergleichsgruppe eine Stuhlspende aus ihrem eigenen Stuhl zugeführt, und zwar ebenfalls mittels nasoduodenaler Sonde.

Nach drei Wochen wurde der Vorgang, inklusive Darmwaschung, wiederholt. Die Nachuntersuchung ergab 12 Wochen

[131] Moayyedi et al. (2014).

[132] Moayyedi et al. (2015).

später, dass von 23 mit Fremdstuhlspende behandelten Patient(inn)en 7 gesundeten (30,4 %). In der Gruppe der mit Eigenstuhl behandelten Patient(inn)en gesundeten 5 von 25 Patient(inn)en (20,0 %). Der Unterschied wurde als nicht signifikant eingestuft, was bedeutet, dass kein eindeutiger Vorteil durch Stuhltransplantationen zu erkennen war. Es konnte jedoch gezeigt werden, dass sich die Darmflora der mit Fremdstuhl erfolgreich Behandelten günstig in Richtung der gesunden Spenderbesiedlung verändert hatte. Bei den anderen blieb diese günstige Veränderung aus.[133]

An den erwähnten Studien fällt auf, dass diese sich in ihren Modalitäten deutlich unterscheiden. Neben anderen Faktoren betrifft dies insbesondere die Art der Verabreichung, die Häufigkeit der Spende und die Menge der Stuhlspende. Daher wäre es verfrüht, eine gültige Aussage zur größeren Wirksamkeit des rektalen Einlaufs versus nasoduodenaler Sonde bei der Colitis ulcerosa treffen zu wollen. Unterschiede können eben durch die Häufigkeit der Gabe, durch zeitliche Abstände oder durch weitere noch unbekannte Faktoren verursacht sein.

Colleen R. Kelly und Ari M. Grinspan schreiben im Juli 2015 in der Fachschrift *Gastroenterology* in einem Kommentar zu den Ergebnissen der beiden oben genannten Studien: „Diese Unsicherheiten machen unsere Unwissenheit klar; wir verstehen immer noch nicht die aktive Komponente des Fäkalen Mikrobiomtransfers. Ist es eine Bakterie oder ein Bakterienstoffwechselprodukt oder ist es die Wechselwirkung zwischen mikrobiellen und Wirtsfaktoren." [134]

---

133 Rossen et al. (2015).

134 *"These uncertainties make our ignorance clear; we still do not understand the active component of FMT. Is it a bacteria or bacterial metabolite, or is it the interaction between microbial and host factors."* Kelly/Grinspan (2015) Deutsche Übersetzung durch H.P.

In den Jahren 2014 und 2015 wurden fünf große Studien zur Behandlung von Colitis ulcerosa mittels Stuhltransplantation gestartet.[135] Zwei dieser Studien befassen sich mit der Behandlung von Colitis ulcerosa bei Kindern. Die Studien sind noch nicht abgeschlossen, die Ergebnisse stehen noch aus. Sobald erste Veröffentlichungen vorliegen, werde ich an dieser Stelle darüber berichten.

Einzelne Berichte zu Colitis-ulcerosa-Patient(inn)en, die mittels Stuhltransplantation behandelt wurden, zeugen von guten Ergebnissen. Sie stammen aus dem Jahr 1988. Auch 25 Jahre später sind diese Patient(inn)en symptomfrei.[136]

In den Behandlungsverläufen wurde den Berichten zufolge wiederholt transplantiert, zum Teil täglich über einen Zeitraum von einem halben Jahr.

Eine Gruppe von Ärzt(inn)en hat über die letzten 24 Jahre den Behandlungsverlauf von 21 ihrer mittels Stuhltransplantation behandelten Colitis-ulcerosa-Patient(inn)en verfolgt. Es zeigte sich, dass die Gesundung im Unterschied zur Clostridium-difficile-Infektion nicht sofort nach der Behandlung eintrat. Erst viele Monate und Jahre nach der Stuhltransplantation gesundete die Darmschleimhaut allmählich. Symptome und Entzündungen gingen zurück. Im Anschluss an eine wiederholte Koloskopie nach etwa drei Jahren zeigte sich bei 14 dieser Patient(inn)en eine völlige Gesundung des Darms.[137] Diese Ergebnisse lassen auf eine gute Behandlungsmöglichkeit von Colitis ulcerosa mittels Stuhltransplantation hoffen.

Zur Verdeutlichung, welche Erfolge mit der Stuhltransplantation bei Colitis ulcerosa zu erzielen sind, möchte ich zwei

---

135 NCT02291523, NCT02330653, NCT02390726, NCT01896635, NCT02335281

136 Borody/Paramsothy/Agrawal (2013).

137 Borody/Paramsothy/Agrawal (2013).

Fallberichte[138] aus Australien heranziehen. Sie stammen ebenfalls von Professor Borody, der die Stuhltransplantation schon seit vielen Jahren bei verschiedenen Krankheiten als Therapieform einsetzt.

Im ersten Fall handelt es sich um einen 21-jährigen Mann, der seit 10 Jahren an schwerer Colitis ulcerosa leidet. Entzündungshemmende Mittel, Cortison, Antibiotika und Tumor-Nekrose-Faktor-Therapie wurden bereits eingesetzt. Vor der Stuhltransplantation hatte er schwere Durchfälle mit starkem Stuhldrang, Blut und Schleim. Mittels Koloskopie wurde die erste Stuhl-Spende verabreicht. Es folgten über die Dauer von 26 Wochen tägliche Einläufe. Der Patient berichtet über eine unmittelbare Besserung der Symptome bereits nach den ersten Behandlungen. Er hat zweimal täglich normal geformten Stuhlgang ohne Beschwerden, Blut oder Schleim. Die Koloskopie nach 12 Monaten zeigt keine Entzündungen oder Ödeme. Auch nach weiteren 12 Monaten ohne Medikamentengabe bleibt der Patient beschwerdefrei.[139]

Im zweiten Fall handelt es sich um eine 54-jährige Patientin mit neunjähriger Leidensgeschichte, verursacht durch eine Proktitis. Entzündungshemmende Mittel, Antibiotika, Acetarsol und Immunmodulatoren waren eingesetzt worden. Schließlich wurden der Patientin 69 Einläufe mit dem Stuhltransplantat ihres Mannes verabreicht. Innerhalb von 10 Tagen erfährt sie eine deutliche Besserung. Blutungen und Schleim verringern sich, Stuhldrang und Durchfall lassen nach. Innerhalb eines Beobachtungszeitraums von drei Jahren bleibt sie beschwerdefrei. Endoskopisch ergibt sich ein Normalbild.[140]

---

138 Borody/Campbell (2012), S. 781 ff.

139 Borody/Campbell (2012), S. 781 ff.

140 Borody/Campbell (2012), S. 781 ff.

Auch wenn es sich bei diesen Fallbeispielen noch um Einzelfalldarstellungen handelt, machen sie doch große Hoffnung auf Heilung mittels Stuhltransplantation bei Colitis ulcerosa.

Morbus Crohn

Als Morbus Crohn wird eine Entzündung bezeichnet, die alle Schichten der Darmwand, vor allem aber die des Dünndarms betrifft. Häufig kommt es auch zu Magenschleimhautentzündungen und Entzündungen von Teilen des Dickdarms. Im Verlauf dieser schubweise verlaufenden Erkrankung treten übel riechende (wässrige) Durchfälle, heftige Bauchschmerzen, Gewichtsverlust, Blässe, Erbrechen und Fieber auf. Schreitet die Erkrankung fort, kommt es zu Fisteln und Abszessen im Bereich des Darms, zu Blutungen, Verengungen, einem Durchbruch der Darmwand und Darmverschluss. Eine medikamentöse oder chirurgische Therapie, bei der Teile des betroffenen Darms entfernt werden, führt selten zur Ausheilung der Erkrankung. Die Ursache ist weitgehend unklar. Vererbung als Disposition, Toxine, Stress, Autoimmunreaktionen, Ernährung, Fehlbesiedlung der Darmflora und Weiteres werden genannt.

In den wenigen Studien, die es zur Stuhltransplantation bei Morbus Crohn bereits gibt, wird lediglich eine vorübergehende leichte Veränderung in der Darmbesiedlung festgestellt. Nach acht Wochen zeigte sich jedoch bei keinem der Teilnehmenden eine positive Veränderung der Symptome bzw. des endoskopischen Bildes. Bei Patient(inn)en mit gleichzeitiger Morbus-Crohn-Erkrankung und Clostridium-difficile-Infektion konnte allerdings eine Verbesserung erzielt werden.[141] Zu überprüfen wäre, ob die Durchführung wiederholter Stuhltransplantationen über einen längeren Zeitraum verbesserte Ergebnisse erzielt. Das bisher vorhandene Datenmaterial reicht noch nicht aus, um zum Einsatz der Stuhltransplantation bei chronisch ent-

[141] Borody/Paramsothy/Agrawal (2013).

zündlichen Darmerkrankungen abschließend Stellung zu nehmen.[142]

Im Januar 2015 wurde eine Studie mit 20 Teilnehmer(inne)n gestartet.[143] Es soll untersucht werden, welchen Effekt die Stuhltransplantation bei an Morbus Crohn erkrankten Patient(inn)en hat. Die Studie ist noch nicht abgeschlossen, die Ergebnisse stehen noch aus. Sobald erste Resultate vorliegen, werde ich an dieser Stelle darüber berichten.

Prof. Dr. Dirk Haller von der Technischen Universität München hat im Mausmodell Forschungen über den Zusammenhang von Morbus Crohn und Mikroorganismen-Besiedelung durchgeführt. „'Wir haben festgestellt, dass die Übertragung eines dysbiotischen mikrobiellen Ökosystems – also einer Mikrobiota mit unausgewogener Zusammensetzung – Morbus Crohn verursachte, während die Übertragung unverbundener mikrobieller Kollektive und einzelner bakterieller Stämme – obwohl im Allgemeinen mit Morbus Crohn assoziiert – diese Wirkung nicht hatten. Alle unsere Ergebnisse legen nahe, dass es sich eher um einen Gemeinschaftseffekt der komplexen Mikrobiota und eine Zunahme aggressiver oder einen Verlust schützender Mechanismen handelt als um eine Auswahl aggressiver Phylotypen, die als einzelne Akteure Morbus Crohn verursachen', sagte Prof. Haller."[144]

---

[142] Colman/Rubin (2014), S. 1569 ff.

[143] NCT02335281.

[144] Gut Microbiota for Health (2015).

Idiopathische Thrombozytopenie, Immunthrombozytopenie

Von Immunthrombozytopenie oder idiopathischer Thrombozytopenie spricht man, wenn durch Autoimmunprozesse die Lebensdauer der Thrombozyten (Blutplättchen) verkürzt wird. Es kommt zu einem Mangel an Thrombozyten und infolgedessen zu einer erhöhten Blutungsneigung. Es treten punktförmige Blutungen in der Haut (vor allem an den Beinen), Blutungen der Schleimhäute vor allem im Rachenbereich, Nasenbluten und verlängerte Regelblutungen auf. Lebensbedrohlich wird die Krankheit, wenn Gehirnblutungen oder Magen-Darm-Blutungen hinzukommen. Beobachtungen zeigen, dass der akuten Immunthrombozytopenie meist Infektionen des Atmungsapparats oder des Magen-Darm-Traktes vorausgehen.[145] Studien zur Therapie mit Stuhltransplantat liegen noch nicht vor.

Chronisches Erschöpfungssyndrom, Chronic Fatigue Syndrome (CFS)

Auch bei diesem Krankheitsbild gibt es noch keine veröffentlichten Erfahrungen mit der Stuhltransplantation. Es liegt jedoch eine Reihe von Studien aus Australien vor,[146] in deren Verlauf mit Einläufen aus einer Mischung von dreizehn nichtpathogenen Darmbakterien gearbeitet wurde. Diese Mischung wurde über den Darm, zum Teil aber auch oral an 60 Patient(inn)en verabreicht. 70 % der so behandelten Patient(inn)en sprachen darauf an. Bei 58 % der Behandelten konnte eine nachhaltige Verbesserung beobachtet werden. Diese Ergebnisse zeigen deutlich einen Zusammenhang zwischen der Erkrankung und der Darmbesiedlung. Denkbar ist es daher, mit der Stuhltransplantation auch auf diesen Krankheitsverlauf einen positiven Einfluss nehmen zu können.

---

145 Vgl. den Artikel „Idiopathische thrombozytopenische Purpura" in: Wikipedia.

146 Borody/Nowak/Finlayson (2012), S. 3 ff.

Autismus

Autismus ist eine neurologische Entwicklungsstörung, die auf Störungen im zentralen Nervensystem zurückzuführen ist. Unterschieden wird je nach Zeitpunkt des Auftretens und der Charakteristik zwischen *frühkindlichem Autismus, atypischem Autismus, Asperger-Syndrom* und *autistischer Störung.* Die verschiedenen Ausprägungen werden unter dem Begriff Autismus-Spektrum-Störungen (ASS) zusammengefasst.

Die Störungen beginnen im frühen Kindesalter und führen zu Problemen in der Kommunikation, in der emotionalen Wechselwirkung und zu Verhaltensstereotypen. Sprachliche und motorische Funktionen können ebenfalls betroffen sein. Je nach Schwere der Ausprägung haben die Kinder Schwierigkeiten beim Sprechen und Verstehen oder tun sich schwer darin, Emotionen wahrzunehmen und auszudrücken. Einige zeigen ein zwanghaftes Ordnungsverständnis, andere tendieren zur Selbstverletzung und zu aggressivem Verhalten oder dazu, bestimmte Handlungen zwanghaft zu wiederholen. Auch eine starke Beschränkung auf bestimmte Interessen und Aktivitäten kann ein Symptom von Autismus sein, hinzu kommen Schwierigkeiten, überhaupt eine Verbindung zu anderen Menschen herzustellen. Die Kinder ziehen sich zurück, beschäftigen sich mit ihrer eigenen Welt und kapseln sich dort ein.

Durch gezielte therapeutische Fördermaßnahmen lassen sich Verbesserungen erzielen. Autistische Menschen zeigen zum Teil in einzelnen Teilbereichen erstaunliche Leistungsfähigkeit, man spricht dann von einer sogenannten Inselbegabung. Inselbegabungen liegen vor allem auf den Gebieten der Mathematik, der Informatik, der Technik und der Musik vor. Die Ursache dieser neurologischen Entwicklungsstörung konnte bisher nicht schlüssig erklärt werden. Nach dem derzeitigen Wissensstand gilt Autismus als nicht heilbar.

Die amerikanischen Zentren für Krankheitskontrolle und Prävention haben, vom Jahr 2000 an beginnend, über einen Zeitraum von zehn Jahren die Häufigkeit von Autismus-Spektrum-Störungen (ASS) bei unter 8-jährigen Kindern erfasst. Diese Erhebung zeigt, dass sich die ASS-Häufigkeit im genannten Zeitraum mehr als verdoppelt hat.[147]

Als ich 2014 mit der Recherche zur Stuhltransplantation begann, wurde als mögliches Einsatzgebiet auch Autismus erwähnt. Anfangs schenkte ich diesen Berichten nur wenig Beachtung. Sollte die Darmbesiedelung tatsächlich einen so weitgehenden Einfluss auf die neurologische Entwicklung haben? Mir schien dies eher dem Wunschdenken zu entspringen, ein Allheilmittel gefunden zu haben. Nach eingehender Sichtung der vorliegenden Forschungsergebnisse musste ich meine Einstellung allerdings korrigieren.

Schon 1998 stellte Ellen Bolte die These auf, dass es einen Zusammenhang zwischen Autismus und einem Darmbefall mit Clostridium tetani gibt.[148] Aus eigener Betroffenheit (ihr Sohn war mit 1,5 Jahren an Autismus erkrankt) hatte Bolte beharrlich Nachforschungen angestellt und damit schließlich einen wichtigen Anstoß gegeben, den Zusammenhang zwischen Autismus und Mikroorganismen-Besiedelung genauer zu erforschen.

Elf als autistisch eingestufte Kleinkinder, die wiederholt und dauerhaft mit Antibiotika behandelt worden waren und bei denen sich in der Folge häufige Durchfälle eingestellt hatten, wurden einer speziellen Antibiotikatherapie unterzogen. Alle elf Kinder hatten sich in den ersten ein bis zwei Lebensjahren völlig normal entwickelt und dann auffällig plötzlich autistische Störungen gezeigt (regressiver Autismus). Das Verhalten dieser behandelten Kinder veränderte sich im Laufe der Behand-

---

[147] Centers for Disease Control and Prevention, Autism Spectrum Disorder (ASD).

[148] Bolte, Ellen (1998).

lung erheblich. Sie zeigten weniger Besonderheiten im Verhalten, wurden zugänglicher, aufmerksamer und interessierten sich für ihre Umgebung. Leider hielt diese Veränderung nach Absetzen der Antibiose nicht an. Stattdessen fielen die Kinder in vorherige autistische Verhaltensweisen zurück.[149]

Die Ergebnisse lösten jedoch weitere Forschungen zu einer möglichen Darmflora-Hirn-Verbindung aus. Es konnte gezeigt werden, dass die Darmbesiedlung mit Clostridien-Arten bei an regressivem Autismus erkrankten Kindern deutlich höher ist als bei Vergleichsgruppen nicht-erkrankter Kinder. Es wird vermutet, dass von diesen Clostridien-Arten Neurotoxine gebildet werden. Möglicherweise zerstören diese Neurotoxine entscheidende Teile in dem sich in der Entwicklung befindlichen Gehirn des Kindes.[150] Sollte sich eine mikrobielle Behandlung als mögliche Therapieform bewähren, wäre es wahrscheinlich entscheidend, in einem sehr frühen Stadium des Autismus damit zu beginnen. Ist die Erkrankung erst über Jahre fortgeschritten, sind höchstwahrscheinlich Teile des Gehirns zerstört.

Es gibt bisher nur Einzelfallberichte zur Behandlung autistischer Kinder mittels Stuhltransplantation.[151] Die bisherigen Ergebnisse ermutigen jedoch, die Forschungen auch in diesem Bereich zu intensivieren.

---

149 Sandler, (2000).

150 Finegold, S.M. (2002).

151 Collen, Alanna, (2015), S. 305.

Nebenwirkungen

Auch eine euphorische Betrachtung der Möglichkeiten, die eine Stuhltransplantation einst bieten könnte, sowie das Wissen um das Fehlen von Alternativen dürfen natürlich nicht dazu verleiten, Nebenwirkungen oder mögliche Risiken zu bagatellisieren. Während es zu den beobachtbaren Nebenwirkungen bereits Erkenntnisse gibt, fehlt es noch an Langzeitstudien, die zu einer klaren Einschätzbarkeit der Gefahren und Risiken beitragen könnten. Zu unterscheiden ist zwischen Nebenwirkungen, die durch das Verfahren selbst auftreten, und Risiken, die sich aus der Übertragung des Spenderstuhls ergeben, beispielsweise aufgrund einer unbekannten Erkrankung des Spenders/der Spenderin.

Bekannt ist, dass Blähungen und gurgelnde Darmgeräusche als Folge der Stuhltransplantation für einige Tage auftreten können. Einer niederländischen Studie[152] zufolge, in deren Verlauf das Stuhltransplantat mittels nasoduodenaler Sonde übertragen wurde, berichteten die Patient(inn)en fast durchgängig über Nebenwirkungen direkt nach der Behandlung. Häufig (94 %) traten Durchfälle auf. Viele (31 %) klagten über Bauchkrämpfe. Aufstoßen wurde von einigen der Patient(inn)en (19 %) als Nebenwirkung angegeben. Nach drei Stunden hatten sich die meisten Symptome gelegt. Bei manchen Proband(inn)en (19 %) trat im weiteren Verlauf eine Verstopfung auf.

Die Stuhlspende wird vor der Übertragung gründlich analysiert. Dennoch können von Spender/innen unbekannte krankmachende Erreger übertragen werden. Das können Pilze, Bakterien, Viren, Bakteriophagen oder auch Darmparasiten sein. So liegt ein Bericht[153] vor, in dem die Übertragung von Norovirusinfektionen und Salmonellenerkrankungen vom Spender auf den Empfänger geschildert wird. Aus diesem Grund wird drin-

152 van Nood et al. (2013), S. 408.

153 Jossé (2014).

gend eine Voruntersuchung von Spender(inne)n und Stuhlspende angeraten. Kliniken und Ärzte/Ärztinnen warnen zudem vor der selbst verordneten und in Eigenregie durchgeführten Stuhltransplantation.

Eine weitere mögliche Nebenwirkung könnte darin bestehen, nach der Stuhlspende übergewichtig zu werden. Dies könnte dann der Fall sein, wenn eine Stuhlspende von einer übergewichtigen Person verwendet wurde. Kritische Stimmen befürchten zudem eine Übertragung von bislang unbekannten pathogenen Mikroorganismen.[154]

Für Stuhltransplantationen lassen sich demnach zunächst ähnliche potenzielle Gefährdungen attestieren wie für andere innovative Verfahren. So könnten möglicherweise langfristige Prozesse belebt und verstärkt werden, die noch unbekannt bzw. noch gänzlich unerforscht sind, beispielsweise durch Aktivierung einer Autoimmun- oder einer Tumorerkrankung. In Einzelfällen konnte nach der Stuhltransplantation tatsächlich das Neuauftreten einer Autoimmunerkrankung beobachtet werden. [155] In einer Studie mit 77 Patient(inn)en wiesen vier Teilnehmende einige Zeit nach der Stuhlspende eine Autoimmunerkrankung auf.[156] Doch ist ein kausaler Zusammenhang bisher nicht eindeutig feststellbar. Unklar ist, ob bei diesen Patient(inn)en aufgrund der desolaten Immunlage bzw. der gestörten Darmflora ohnehin eine Autoimmunerkrankung aufgetreten wäre. Um hierüber jedoch Aussagen treffen beziehungsweise „Entwarnung" geben zu können, fehlt es bisher noch an detaillierten Langzeiterfahrungen. Einer weiteren Quelle zufolge sind unerwünschte Nebenwirkungen praktisch unbekannt.[157]

---

[154] Vetter, Christine (2014).

[155] Vetter, Christine (2014).

[156] Brandt/Aroniadis (2013), S. 240 ff.

[157] DocChek Flexikon: Stuhltransplantation.

Ausblick: Allheilmittel Stuhltransplantation?

Ob und in welcher Weise eine Stuhltransplantation unterstützend beziehungsweise gesundend wirken kann, lässt sich gegenwärtig noch nicht abschließend feststellen. Zu unterscheiden ist zudem zwischen dem reinen Aufbau der Darmflora, wodurch bestimmte Symptome bewältigt werden können, und einer Gesundung, die auf eine Änderung jener Faktoren zielt, die die Erkrankung hervorgerufen haben.

Im Bereich des Spekulativen befinden wir uns noch bezüglich der Frage, ob sich die eingebrachten Mikroorganismen der Spender/innen wirklich im Darm ansiedeln wie Samen auf fruchtbarer Erde oder ob hier ein anderer Wirkmechanismus zum Tragen kommt.[158] Möglicherweise werden über die Mikroorganismen Informationen oder Botenstoffe ausgetauscht, die dazu anregen, die Darmflora wieder „ausbalanciert" zu besiedeln. Eventuell führt die Einbringung des Spenderstuhls aber auch zu einer Überwucherung der krankmachenden Darmflora. Krankhafte Keime werden dann zurückgedrängt und in ihrem Wachstum unterdrückt.[159] Es fände also eine Art Reparatur der gestörten Flora statt, mit dem Ziel, ein existierendes Ungleichgewicht zu beseitigen. Vielleicht wird die Forschung in naher Zukunft Antworten hierauf finden.

Auf jeden Fall scheint es im Vergleich zu der Gabe von Probiotika günstig zu sein, dass die Mikroorganismen schon in einem Darmtrakt aktiv waren und an die Lebensbedingungen in einem solchen angepasst sind. Bei den durch eine Stuhltransplantation verabreichten Bakterien handelt es sich zudem um eine riesige Menge und Artenvielfalt, die in einem gesunden Darm in Balance ist.[160]

---

158 Jossé (2014).

159 ZDF Praxis täglich (2014).

160 Medizin-Welt (2014).

Nach einer Stuhltransplantation wird entsprechend eine erhöhte bakterielle Vielfalt im Darm festgestellt.

Umgekehrt zeigte sich: Bei Clostridium-difficile-Infektionen ist die Darmbesiedlung mit Bacteroidetes-Arten und Firmicutes reduziert. Nach der Stuhltransplantation entwickelten sich diese Arten wieder vermehrt.[161]

Die Hauptaufgabe unserer Darmflora besteht in der Verteidigung gegen eindringende Krankheitserreger in die Darmwand und damit in den Gesamtorganismus. Die gesunde Darmflora besetzt nahezu alle Haftstellen (Rezeptoren) an der Darmwand. Ein Krankheitserreger kann nur seine Wirkung entfalten, wenn er freie Haftstellen findet. Ist die Flora gut und dicht besiedelt, ist das schwer möglich.

Doch kann eine erfolgreiche Neubesiedlung der Darmflora, so wohltuend sie auch sein mag, niemals alleiniges Behandlungsziel sein. Wer die Stuhltransplantation als Allheilmittel sieht und glaubt, es reiche aus, die Darmflora zu stärken und alles andere gesunde dann von ganz allein, irrt.

Denn selten gibt es nur einen Auslöser oder einen ursächlichen Zusammenhang für eine Erkrankung, wie sich dies bei der Clostridium-difficile-Infektion feststellen lässt. In der Regel wirken mehrere Faktoren auf die Entstehung und den Verlauf einer Erkrankung ein. Vielleicht ist das auch der Grund, warum in diesem Sonderfall der Clostridium-difficile-Infektion die Stuhltransplantation einen so überragenden Erfolg hat,[162] wogegen sie in anderen Fällen nur bedingt erfolgreich ist. Wie wir gesehen haben, sind die vorliegenden Studien hierzu noch nicht aussagekräftig genug.

---

[161] Borody/Paramsothy/Agrawal (2013).

[162] Borody/Paramsothy/Agrawal (2013).

Viele Erkrankungen haben lange Vorgeschichten. Seelische Überlastungen, Unachtsamkeit, fehlende Eigenwahrnehmung, Zeitstress, Medikamente, einseitige Ernährung, Arbeitsüberlastung, überhöhte eigene Ansprüche, hektisches Essen, Alkohol, Zigaretten und Schlafmangel sind nur einige Faktoren, die bei der Krankheitsentstehung berücksichtigt werden müssen. So gilt es, die Gesamtheit der individuellen Faktoren des Lebens eines Menschen zu betrachten. Eine über Jahre gehende Verkettung vieler Umstände führt schließlich zu einem Krankheitsbild.

Das Stuhltransplantat einfach nur wie ein Medikament zu verabreichen, um die Darmflora zu stärken, erwiese sich einmal mehr als eine Behandlungsmethode, die auf einer mechanistischen und symptombezogenen Auffassung von Krankheit und Gesundheit basiert. Vonseiten der Patient(inn)en lautet die Aufforderung dann: „Ändere nichts an meinem Leben, nur mach' mich gesund." Selbstverständlich kann es für Patient(inn)en äußerst erleichternd sein, dem geschwächten Körper und der Dysbiose mittels Stuhltransplantation zu helfen, um zumindest zeitweise eine Besserung des Zustands zu erreichen. Noch sinnvoller ist die Stuhltransplantation jedoch, wenn der/die Erkrankte die Bereitschaft mitbringt, sich mit den zur Krankheit führenden Faktoren zu beschäftigen und diese, soweit dies in seinem Verantwortungsbereich liegt, zu verändern.

Ganz allgemein wissen wir alle, dass wir auf eine bestimmte Art erzogen und sozialisiert wurden. Da gibt es unter Umständen Erfahrungen, die uns geschädigt haben. Verhaltensweisen haben sich etabliert, von denen wir wissen, dass sie uns nicht gut tun. Trotz besseren Wissens schaffen wir es nicht, diese Verhaltensweisen zu verändern. Denn dazu bedarf es mehr als der generellen Bereitschaft, als schädlich erkannte Verhaltensweisen infrage zu stellen. Beschäftigen wir uns damit, werden sich alte und neue Verletzungen, Unsicherheiten, vielleicht Schmerz und quälende Erinnerungen einstellen. Wer würde all das nicht lieber vergessen und nach dem rettenden Strohhalm greifen, der doch so einfach zu haben scheint?

Aber ist es nicht absurd, dass wir Ärzte/Ärztinnen und Krankenhäuser aufsuchen mit dem Ziel, die Lösung für ein Problem zu finden, und uns dabei mit jedem Schritt weiter von uns selbst wegbewegen? Ich lade Sie deshalb dazu ein, mit Neugier und viel Mitgefühl sich selbst zu erforschen. Achten Sie auf sich und Ihren Körper und finden Sie heraus, wann, wie, womit, wodurch Sie sich besser fühlen. Beginnen Sie mit kleinen Veränderungen. Es braucht am Anfang ein wenig Mut. Bleiben Sie dran. Mit der Zeit wird es Ihnen immer besser gelingen, wahrzunehmen, was Ihnen gut tut und was Sie krankmacht.

Erfahrungsgemäß wirkt sich die Arbeit an sich und seinen krankmachenden Strukturen bei einer über Jahre aufgebauten Erkrankung nur sehr langsam auf den Körper aus. Es scheint manchmal so, als käme der Körper nicht hinterher. Als wäre er zu geschwächt beziehungsweise zu gut eingerichtet in einem Krankheitsbild. Diesbezüglich und natürlich mit Blick auf all jene Faktoren, auf die wir individuell keinen Einfluss haben, ist es sinnvoll, parallel zur Veränderung krankmachender Faktoren auch etwas für die Stärkung und Regeneration des geschundenen Organismus zu tun. Die Stuhltransplantation kann dann eine riesige Chance darstellen, da sie an einer sehr geeigneten Stelle ansetzt und den Vorgang der Gesundwerdung beschleunigt.

II. Spender/innen

Woher kommt der Spenderstuhl?

Es ist nicht abschließend geklärt, ob der Spenderstuhl eher von Familienangehörigen/Verwandten kommen sollte oder von Fremden. Spender/innen, die in häuslicher Gemeinschaft mit den Erkrankten leben, werden im klinischen Rahmen bisher bevorzugt. Begründet wird dies mit der Annahme, dass Verwandtschaft und enge/intime Beziehung die Wahrscheinlichkeit erhöhen, dass Spender/in und Empfänger/in eine ähnliche Darmbesiedlung haben.[163]

Diese Ähnlichkeit kann durch vielfältige Faktoren zustande kommen, beispielsweise durch den Austausch von Küssen, durch gemeinsame Nahrungsgewohnheiten, die Verwendung des gleichen Bestecks und Geschirrs, durch eine (versehentliche) gemeinsame Benutzung von Zahnbürsten, Handtüchern und Waschlappen, durch die Pflege von Kranken und hier speziell von Durchfallkranken, die Reinigung der Kleidung und des Körpers, das Windelwechseln, über diverse Schleimhautkontakte, die gemeinsame rektale Verwendung von Fieberthermometer oder Klistier, sexuelle Kontakte und dergleichen mehr. Ein weiterer Grund für die Bevorzugung von Verwandten und Lebenspartner(inne)n ergibt sich daraus, dass der „Ekel-Faktor" für viele Patient(inn)en geringer ist, wenn ihnen die Person, von der der Stuhl stammt, bekannt ist. Doch gibt es gerade hierzu auch gegenteilige Stimmen, denen zufolge es einigen Patient(inn)en leichter fällt, die Stuhltransplantation zu akzeptieren, wenn der/die Spender/in anonym ist.

163 DocCheck Flexikon: Stuhltransplantation.

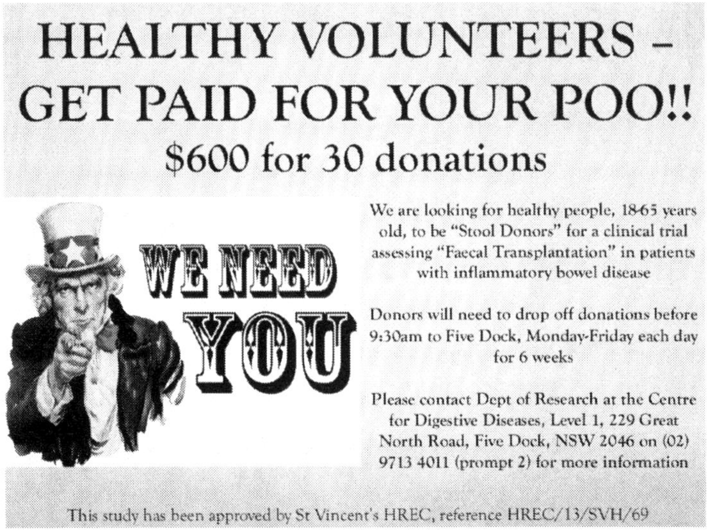
HEALTHY VOLUNTEERS -
GET PAID FOR YOUR POO!!
$600 for 30 donations
WE NEED
YOU
We are looking for healthy people, 18-65 years old, to be "Stool Donors" for a clinical trial assessing "Faecal Transplantation" in patients with inflammatory bowel disease
Donors will need to drop off donations before 9:30am to Five Dock, Monday-Friday each day for 6 weeks
Please contact Dept of Research at the Centre for Digestive Diseases, Level 1, 229 Great North Road, Five Dock, NSW 2046 on (02) 9713 4011 (prompt 2) for more information
This study has been approved by St Vincent's HREC, reference HREC/13/SVH/69

Abbildung 2: Prof. Thomas Borody (Centre for Digestive Diseases, Australien) suchte Stuhlspender/innen für eine Studie zur Behandlung von Colitis ulcerosa mittels Stuhltransplantation. „Wir haben eine 80-Patienten-Studie eingerichtet und wir brauchen gesunden Stuhl für 5500 Infusionen über 8 Wochen, sodass wir gesunde Spender suchen, die uns mit dem Forschungsprojekt helfen und dafür entschädigt werden."[164]

Im Bedarfsfall eine/n geeignete/n Spender/in zu finden, scheint nicht leicht zu sein. Zu der Scham des/der fragenden Patienten/Patientin, überhaupt jemanden anzusprechen, kommt die Scham des/der potenziellen Spenders/Spenderin mit seiner/ihrer Ausscheidung (Form, Konsistenz, Geruch)

---

[164] *"'We have an 80 patient trial set up and we need healthy poo for 5500 infusions over eight weeks, so we're searching for healthy donors to help with the research project and they will be compensated for it,' he said."* The daily Telegraph, NewsLocal (2013) Deutsche Übersetzung durch H.P.

„öffentlich" zu werden. Erschwerend kommt hinzu, dass die genauere Untersuchung des Gesundheitszustands der Spender/innen und des gespendeten Stuhls nur etwa 10 % der Vorgeschlagenen als geeignet erscheinen lässt.[165]

Aus diesem Grund arbeiten einige Krankenhäuser mit hausinternen Stuhlspender(inne)n zusammen.[166] Diese Spender/innen sind umfassend untersucht und detailliert zu ihrem Gesundheitszustand befragt. Sie können regelmäßig nachuntersucht werden. Die einfache Verfügbarkeit dieser Spender/innen bietet die Möglichkeit, auch kurzfristig Stuhltransplantationen vornehmen zu können. Die Gesundungsverläufe der Patient(inn)en, die mit der Spende von hausinternen Stuhlspender(inne)n behandelt wurden, können zudem unkompliziert dokumentiert werden. So kann ein/e besonders geeignete/r Spender/in schnell ermittelt werden und steht immer dann zur Verfügung, wenn die Patient(inn)en selbst keine geeigneten Stuhlspender/innen benennen können.

Was den Erfolg der Stuhltransplantation anbelangt, so zeigen bisherige Studien keinen Unterschied bezüglich der Verwendung von Spenderstuhl aus der Familie oder von fremden Spender(inne)n.[167] Wichtig ist jedoch, dass die Spender/innen selbst eine „gesunde" Darmflora aufweisen, wobei sich die Definition von „gesund" hier als schwierig erweist. Als Spender/in kommt grundsätzlich jeder infrage, der/die eine normale Darmfunktion hat und gesund ist.[168] Fieber, Erkältungen, Infekte, Durchfall oder Gewichtsverlust müssen zum Zeitpunkt der Spendenabgabe ausgeschlossen werden.

---

165 Petrof, Elaine O./Khoruts Alexander (2014).

166 Siebenhaar, Arno (2015).

167 Brandt/Aroniadis (2013), S. 240 ff.

168 Jossé (2014).

Auch darf der/die Spender/in im letzten halben Jahr vor der Spende kein Antibiotikum zu sich genommen haben. Antibiotika schwächen oder zerstören die gesunde Darmbesiedlung.

Grundsätzlich sollte eine Blut- und Stuhluntersuchung von Spender(inne)n durchgeführt werden. Die Blutuntersuchung im Labor klärt genauer, ob irgendwelche Erkrankungen vorliegen. Der Spenderstuhl sollte ebenfalls im Labor untersucht werden, um auszuschließen, dass von dem/von der Spender/in unbekannte krankmachende Erreger übertragen werden. Das können Pilze, Bakterien, Viren, Bakteriophagen oder Darmparasiten sein. Eine standardisierte Voruntersuchung gibt es allerdings noch nicht.

Die Stuhltransplantation ist ein individueller Heilungsversuch, für den Therapiefreiheit besteht. Das Paul-Ehrlich-Institut und das Bundesinstitut für Arzneimittelbewertung sehen den Stuhl zunächst einmal als „Brutstätte von Keimen" an und wollen strenge Auflagen für die Qualität der Spenden herausgeben.[169] Vertreter/innen der traditionellen Medizin warnen zudem vor einer Eigenbehandlung. Demnach sollte eine Stuhltransplantation ausschließlich von Ärzt(inn)en durchgeführt werden. Ob und für welche Methode Sie sich entscheiden, liegt letztlich bei Ihnen. Grundsätzlich sollten Sie aber auf eine Untersuchung von Spenderstuhl und Spenderblut nicht verzichten.

---

169 Donner (2014).

Stuhlbank: OpenBiome

In den USA, genauer gesagt in Massachusetts, gibt es eine Stuhlbank mit Namen OpenBiome. Diese nicht gewinnorientiert arbeitende Organisation hat es sich zur Aufgabe gemacht, gesunden Spenderstuhl aufzubereiten, einzufrieren und bereitzuhalten. OpenBiome gibt an, dass nur etwa 2,8 % der Stuhlspender/innen die Auswahlkriterien für eine gesunde Stuhlspende bestehen. Privatpersonen, Krankenhäuser und Institute können diese umfangreich auf Krankheitserreger getesteten Stuhlspenden abrufen, sie sich zusenden lassen, auftauen und sie verabreichen oder selbst nutzen. OpenBiome liefert die Stuhlspenden in speziellen Transportbehältern auch ins Ausland, also zum Beispiel nach Deutschland oder in die Niederlande.

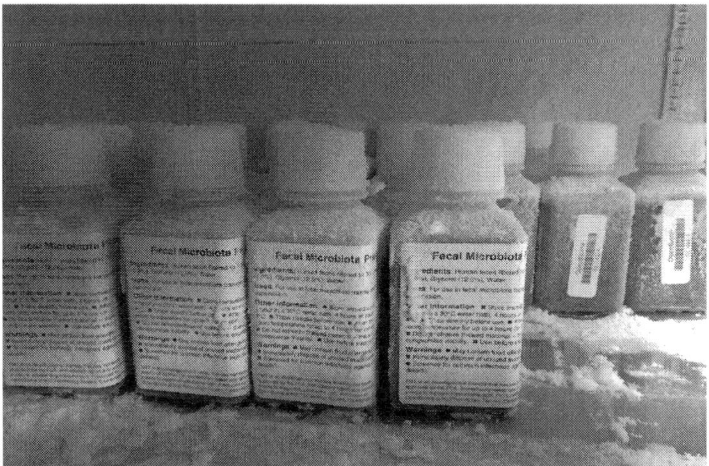

Abbildung 3: Die aufbereiteten Stuhlspenden lagern bei minus 80 °C.

Es werden Aufbereitungen für die nasoduodenale Sonde (30 ml), für Einläufe oder für die Verabreichung mittels Koloskop (250 ml) abgefüllt. Zudem wird die Stuhlspende auch in Kapselform (eine Dose mit 30 Kapseln) angeboten. OpenBiome bietet zwei Arten von Kapseln an. Gelatinekapseln (G3) und Gelatinekapseln mit einer säureresistenten Außenbeschichtung (AR-Kapseln). Eine Stuhlspende kostet ca. 250 Dollar (230 €). OpenBiome bietet interessierten Institutionen an, sie beim Aufbau einer eigenen Stuhlübertragungspraxis beratend zu begleiten und beteiligt sich zudem an der Erforschung der Behandlung verschiedener Erkrankungen mittels Stuhltransplantation.[170]

Die Spender/innen werden von OpenBiome genau nach eventuellen Vorerkrankungen, Krankenhausaufenthalten und Medikamenten-Einnahmen befragt. Es wird unter anderem abgeklärt, ob die Spender/innen mit Allergien oder Fettleibigkeit zu tun haben oder ob sie unter Autoimmun- oder psychischen Erkrankungen leiden. Anschließend werden Blut und Stuhlspende auf Krankheiten untersucht. Nur ein kleiner Teil der möglichen Spender/innen (2,8 %) kommt anschließend wirklich als Stuhlspender/in infrage.[171]

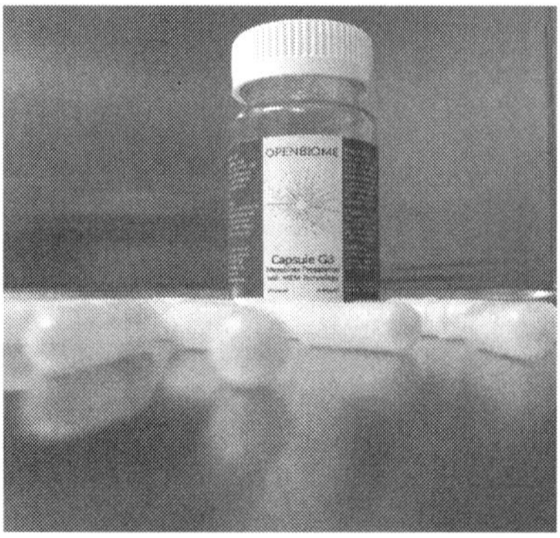

Abbildung 4: OpenBiome bietet die Stuhlspende auch in Kapselform an.

---

170 OpenBiome.

171 OpenBiome.

Synthetischer Stuhl aus dem Robodarm: *Microbial Ecosystem Therapeutics* und *RePOOPulate*

Um die eventuell langfristig auftretenden Folgen einer Stuhltransplantation kontrollierbarer zu machen, den Aufbereitungsprozess einfacher zu gestalten und um jederzeit eine gesunde Stuhlspende zur Verfügung zu haben, wird derzeit an einer Art Standard-Stuhltransplantation geforscht. Hierzu wurde über lange Zeit nach einem/einer wirklich gesunden Spender/in gesucht. Nachdem diese Spenderin gefunden und ihr Stuhl sehr sorgfältig untersucht worden war, konnten anschließend 33 Bakterienstämme daraus isoliert werden. Diese 33 Stämme gelten als ungefährlich und lassen sich leicht in einem technischen Verfahren (Robodarm, engl. Robogut) kultivieren.

Erfunden hat den sogenannten Robogut die Mikrobiologin Emma Allen-Vercoe. Die Bedingungen im menschlichen Dickdarm werden hier durch eine technische Vorrichtung nachgeahmt. Es lässt sich mithilfe des Robogut jederzeit ein künstlicher Stuhlersatz produzieren.

Der Stuhlersatz, RePOOPulate genannt, wurde zur Behandlung von an Clostridium difficile Erkrankten erprobt. Den Ergebnissen von zwei Einzelfallberichten zufolge verlief die Behandlung erfolgreich.[172]

---

[172] Petrof, Elaine (2013); Doucleff, Michaeleen (2013).

Arzneimittelgesetz

Juristisch gesehen ist die aufbereitete Stuhlspende, also die Stuhl-Lösung oder Stuhl-Kapsel, die dem Menschen verabreicht werden soll, als Arzneimittel zu betrachten. Damit fällt die Stuhlspende unter das Gesetz über den Verkehr mit Arzneimitteln (kurz: Arzneimittelgesetz, AMG) und unterliegt den Regelungen bezüglich Herstellung und Verkauf oder Weitergabe.

In § 67 Absatz 1 des AMG ist bezüglich der allgemeinen Anzeigepflicht festgelegt:

„Betriebe und Einrichtungen, die Arzneimittel entwickeln, herstellen, [...] haben dies vor der Aufnahme der Tätigkeiten der zuständigen Behörde [...] anzuzeigen."[173]

In § 13 Absatz 2b des AMG heißt es:

„Einer Erlaubnis nach Absatz 1 bedarf ferner nicht eine Person, die Arzt ist oder sonst zur Ausübung der Heilkunde beim Menschen befugt ist, soweit die Arzneimittel unter ihrer unmittelbaren fachlichen Verantwortung zum Zwecke der persönlichen Anwendung bei einem bestimmten Patienten hergestellt werden."[174]

---

[173] Arzneimittelgesetz § 67 (2014).

[174] Arzneimittelgesetz § 13 (2014).

Untersuchungen, die an Spender(inne)n vorgenommen werden

Eine einheitliche Vortestung der Spender/innen und des Spenderstuhls existiert gegenwärtig noch nicht. Jede Klinik, die Stuhltransplantationen durchführt, erachtet andere Parameter als wichtig. Es gibt aber erste Bestrebungen, bestimmte Werte auf jeden Fall zu untersuchen und abzufragen.

Die im folgenden genannten und aufgelisteten Parameter entstammen den bisher vorliegenden Berichten und einer Auswertung der Faktoren, die diesen zufolge vor einer Stuhltransplantation berücksichtigt werden sollten. Es handelt sich also um eine ergänzende Zusammenstellung aus den veröffentlichten klinischen Berichten zur Stuhltransplantation.

Wenn Sie einen selbst verantworteten Eigenversuch mit der Stuhltransplantation durchführen möchten, werden Sie entscheiden müssen, ob Sie sämtliche genannten Parameter untersuchen lassen. Möglicherweise entscheiden Sie sich dafür, nur bestimmte Untersuchungen durchführen zu lassen oder in der Stuhluntersuchung nur einen einmaligen Test zu machen. Vielleicht erwägen Sie einen Verzicht auf eine umfangreiche Voruntersuchung, da als Stuhlspenderin Ihre 14-jährige Enkelin infrage kommt, die sich bisher als stabil gesund erwies, von gelegentlichen Erkältungen einmal abgesehen. Dann bitte ich Sie: Wägen Sie das Risiko sorgfältig ab. Das Geld und der Aufwand für die Voruntersuchungen sind im Sinne einer Risikominimierung gut angelegt.

Grundsätzlich sollte keiner der Laborwerte einen positiven Befund ergeben. Ist dies dennoch der Fall, scheidet die untersuchte Person als Stuhlspender/in aus.

Fragen an die Spender/innen[175]

Bevor überhaupt an eine Laboruntersuchung gedacht wird, sollte der/die mögliche Spender/in befragt werden. Sollte sich dabei bereits herausstellen, dass eine oder mehrere der folgenden Fragen vom/von der Spender/in mit Ja beantwortet werden, ist er oder sie als Stuhlspender/in im Moment nicht geeignet.

- Haben Sie in den letzten 3 bis 6 Monaten ein Antibiotikum eingenommen?
- Haben Sie in den letzten 3 Monaten ein Tattoo oder ein Piercing bekommen?
- Waren Sie in den letzten 3 Monaten im Krankenhaus?
- Nehmen Sie regelmäßig Medikamente?
- Haben Sie starkes Übergewicht?
- Haben Sie in den letzten 3 Monaten risikoreiche Sexualpraktiken praktiziert (Analverkehr, Verkehr mit wechselnden Sexualpartnern, Sex ohne Kondom)?

---

175 Brandt/Aroniadis (2013), S. 240 ff.; Borody/Khoruts (2011), S. 88 ff; Silverman/Ian/Pillai (2010), S. 471 ff.; Kleger et al. (2013), S. 108 ff.

- Haben Sie eine Krankheitsvorgeschichte mit

- chronischen Durchfällen,

- Verstopfungen,

- Magengeschwüren,

- gastroösophagealem Reflux,

- Darmpolypen,

- Reizdarm,

- Darmkrebs,

- Krebs,

- Immunschwäche,

- Autoimmunerkrankungen,

- häufigen Infekten,

- Neurodermitis,

- Ekzemen,

- Asthma,

- Allergien,

- metabolischem Syndrom,

- chronischem Erschöpfungs-Syndrom,

- neurologischen Störungen?

Blut- und Stuhluntersuchungen

Diese Untersuchungen übernimmt normalerweise eine Klinik. Wenn Sie einen häuslichen Eigenversuch durchführen wollen, wenden Sie sich für die Stuhluntersuchung vorab an ein medizinisches Labor (siehe Anhang: Labors). Diese Labors schicken Ihnen dann geeignetes Versandmaterial und klären Sie über die richtige Entnahme bzw. den richtigen Versand auf. Zur Blutuntersuchung können Sie sich ebenfalls direkt an ein Labor in Ihrer Nähe wenden – Adressen finden Sie im Anhang oder aber Sie suchen online unter dem Stichwort „medizinisches Labor" danach. Diese Labors haben in der Regel auch einen sehr guten Blutentnahme-Service vor Ort. Das bedeutet, als Spender/in können Sie direkt zum Labor gehen und sich Ihr Blut dort von erfahrenen Mitarbeiterinnen und Mitarbeitern abnehmen lassen.

Das **Blut** von Stuhlspender(inne)n sollte in einem Labor untersucht werden auf[176]

- Hepatitis A, IgM, IgG,
- Hepatitis B, Anti-Hbs,
- Hepatitis B, Anti Hbc,
- Hepatitis B, Hbs Antigen,
- Hepatitis C Antikörper,
- HIV Typ 1 und 2, IgM, IgG,
- Helicobacter pylori Antikörper (IgG, IgA),
- Cytomegalie,
- Treponema pallidum Antikörper (IgG, IgM), (Syphilis).

---

176 Konturek (2014); Brandt/Aroniadis (2013), S. 240 ff.; Borody/Khoruts (2011), S. 88 ff.; Silverman/Ian/Pillai (2010), S. 471 ff.; Kleger et al. (2013), S. 108 ff.

Der **Spenderstuhl** sollte untersucht werden auf[177]

- Darmflorazusammensetzung,
- Clostridium difficile Toxin A und B (3 getrennte Proben),
- Parasiten und deren Eier (3 getrennte Proben),
- Helicobacter pylori Stuhl-Antigentest,
- Cryptosporidien-Antigen (3 getrennte Proben),
- Mikrosporidien-Antigen (3 getrennte Proben),
- Giardien Stuhl-Antigen,
- Rotavirus (3 getrennte Proben),
- Adenovirus (3 getrennte Proben)
- Norovirus (3 getrennte Proben),
- Salmonellen,
- Shigellen,
- Yersinien.

---

[177] Brandt/Aroniadis (2013), S. 240 ff.; Silverman/Ian/Pillai (2010), S. 471 ff.; Kleger et al. (2013), S. 108 ff.

Kosten

Die Krankenkassen übernehmen die Kosten einer Stuhltransplantation noch nicht, sie müssen derzeit daher noch von den Patient(inn)en selbst getragen werden.

Für die Stuhlaufbereitung und -Gabe in der Klinik ist mit ca. 180 Euro zu rechnen. Deutlich mehr Kosten verursacht die genaue Untersuchung der Spender/innen und des Spenderstuhls. Für die Blutuntersuchung zahlen Sie etwa 300 Euro. Die Stuhluntersuchung liegt aufgrund der teilweise dreimalig erforderlichen Untersuchung bei 350 bis 400 Euro. Insgesamt ist also für die Untersuchungen mit Kosten in Höhe von mindestens 650 Euro zu rechnen; zählen Sie die Kosten für die Verabreichung hinzu, so ergibt sich die Summe von 850 Euro.[178]

Wenn Sie die Stuhltransplantation in Eigenverantwortung zu Hause durchführen möchten, entfallen die Kosten für die Verabreichung.

---

[178] Medizin-Welt (2014).

III. Durchführung

Darmwaschung vorab?

Ob es sinnvoll ist, den Darm eines/einer Erkrankten vor der Behandlung großvolumig zu waschen, wird noch diskutiert. Die Dichte der Clostridium-difficile-Erreger soll durch die Waschung reduziert werden.[179] Ein Zusammenhang zum erfolgreichen Verlauf der Stuhltransplantation mit oder ohne vorherige Darmwaschung ist derzeit jedoch noch nicht belegt.

Darmwaschung, Darmspülung (Darmreinigung)

Die Reinigung des Darms kann durch einen Einlauf oder durch eine Hydro-Colon-Therapie erfolgen.

Schwenkeinlauf

Erfolgt die Reinigung durch einen Schwenkeinlauf, so wird mit einem Irrigator (Einlaufgerät) körperwarmes Wasser in den Darm geleitet. Hierzu wird der Flüssigkeitsbehälter etwa einen halben Meter über Körperniveau platziert (am Türgriff oder an einer Stuhllehne). Aufgrund der Schwerkraft fließt die Flüssigkeit langsam in den Darm. Nachdem die Spülflüssigkeit in den Darm gelaufen ist, wird – anders als beim klassischen Einlauf – die Einlaufkanüle nicht sofort entfernt, sondern verbleibt in der Darmöffnung (Anus). Nun wird der Behälter unterhalb des Körperniveaus platziert. Die Flüssigkeit fließt in den Behälter zurück. Anschließend wird der Vorgang wiederholt. Durch dieses Hin- und Herlaufen der Spülflüssigkeit (daher die Bezeichnung „Schwenkeinlauf") werden feste Stuhlreste, Ablagerungen auf der Darmwand und Verstopfungen langsam gelöst und ausgespült. Der Vorgang wird so lange wiederholt, bis die Flüssigkeit deutlich bräunlich eingetrübt ist. Bei dieser Art der Waschung wird vor allem der untere Teil des Darms gereinigt.

---

[179] Brandt/Aroniadis (2013), S. 240 ff.

Ein Teil der Darmflora wird mit ausgespült. Der Schwenkeinlauf kann den Kreislauf belasten. Vorsicht also bei der häuslichen Durchführung.

Hydro-Colon-Therapie

Bei der Hydro-Colon-Therapie wird mit einem speziellen, technisch aufwendigen Gerät gearbeitet. Durch ein kleines Kunststoffröhrchen fließt Wasser ohne Druck in den Darm ein. Um die Darmtätigkeit positiv zu beeinflussen, wird die Temperatur der Spülflüssigkeit zwischen 21 und 41 Grad Celsius variiert. Diese Kalt-warm-Stimulation soll den Darm dazu anregen, selbstständig den eventuell noch festsitzenden Darminhalt zu lösen und auszuscheiden. Der aufgelöste Darminhalt wird anschließend über einen dünnen Schlauch nach außen abgeleitet. Diese Art der Darmwaschung wird in Praxen und Kliniken durchgeführt. Auch bei diesem Verfahren wird die Darmflora zum Teil mit ausgespült.

Durchführung in einer Praxis oder Klinik

Zwei bis drei Tage vor der Stuhltransplantation sollte die Einnahme von Antibiotika nach Möglichkeit abgesetzt werden.[180] Eine Stunde vor der Behandlung sollte dem/der Erkrankten ein Mittel (2 Tabletten) verabreicht werden, das die Darmbewegung hemmt (Peristaltikhemmer, Loperamid). Auf diese Weise wird eine Verstopfung erzeugt, sodass die gespendeten Mikroorganismen mehr Zeit und somit mehr Entwicklungsmöglichkeit im Darm der Patient(inn)en haben.[181] Die Stuhlspende sollte im Idealfall vier bis sechs Stunden im Darm verweilen.

---

[180] Brandt/Aroniadis (2013), S. 240 ff.

[181] ZDF Praxis täglich (2014); Brandt/Aroniadis (2013), S. 240 ff.; Kleger et al. (2013), S. 108 ff.

Verabreichungstechniken

Es gibt vier Möglichkeiten den Stuhl zu übertragen, nämlich per Sonde (1), Koloskop (2) als Einlauf (3) oder vermittels Kapseln (4). Für die ersten drei Methoden wird der Spenderstuhl mit Kochsalzlösung aufgelöst, verflüssigt und mittels Standmixer verquirlt. Anschließend wird diese Mischung durch ein Sieb bzw. Gaze/Filterpapier abgefiltert. Für Methode 1, 2 und 3 gilt: Hier muss die Flüssigkeit bei der Verabreichung durch dünne, längere Schläuche und dünne Kanülen. Feste größere Partikel würden zu Verstopfungen dieser Schläuche und Kanülen führen. Diese trübe Flüssigkeit ist nach der Filterung bereit und wird wahlweise in den Methoden 1 bis 3 verabreicht. Methode 1 und 2 werden in der Klinik eingesetzt. Methode 3 und 4 können zu Hause selbst durchgeführt werden. Zur Aufbereitung für Methode 4 (Kapseln) siehe den weiter unten aufgeführten Abschnitt zur Verabreichung in Kapseln.

Verabreichung mittels Sonde

Eine nasoduodenale Sonde ist ein dünner Schlauch, der von der Nase bis in den Zwölffingerdarm reicht. Dieser Schlauch wird über die Nase, den Rachen, die Speiseröhre und den Magen bis in den Dünndarm vorgeschoben. Der Vorgang und die richtige Position werden über ein bildgebendes Verfahren verfolgt und kontrolliert. Die aufbereitete Stuhlspende wird auf mehrere 60-ml-Spritzen gezogen. 60 bis 75 ml[182] und zwei Berichten zufolge sogar 500 ml werden über einen Zeitraum von 20 bis 30 Minuten langsam über den Schlauch eingespritzt.[183]

---

[182] Brandt/Aroniadis (2013), S. 240 ff.

[183] van Nood et al. (2013), S. 408; Brandt/Aroniadis (2013), S. 240 ff, Rossen et al. (2015), S. 111.

Verabreichung mittels Koloskop

Im Rahmen einer Darmspiegelung wird ein Koloskop (Endoskop) verwendet. Das ist ein Schlauchsystem, das rektal (über den Darmausgang) bis zum Übergang Dünndarm/Dickdarm eingeführt wird. Neben technischen Einrichtungen zur optischen Betrachtung der Darminnenwände enthält das Koloskop auch den sogenannten Arbeitskanal. Über diesen Arbeitskanal kann die Flüssigkeit (300 ml) in den Darm eingeflößt (eingespritzt) werden. Die aufbereitete Stuhlspende wird hierfür auf mehrere 60-ml-Spritzen gezogen. Das Einspritzen dauert ca. 2 bis 3 Minuten. Danach wird das Koloskop rasch entfernt. Der gesamte Vorgang der Koloskopie dauert etwa 30 Minuten.[184]

Verabreichung per Einlauf[185]

Ein Einlauf kann mit verschiedenen Hilfsmitteln durchgeführt werden. Infrage kommen eine flexible Kunststoffflasche bzw. ein Klistierball/eine Klistierspritze oder aber ein Einlaufgerät (Irrigator) mit Schlauch und Kanüle.

---

184 ZDF Praxis täglich (2014).

185 Brandt/Aroniadis (2013), S. 240 ff.

Klistierball

Diese birnenförmige Klistierspritze dient normalerweise zum sanften Entleeren des Enddarms bei Verstopfungen und ist in der Apotheke bzw. über den Versandhandel beziehbar. Der Begriff „Klistier" ist abgeleitet vom griechischen *klystér* (Spüler) und *klystérion* (Reinigung). Klistierbälle gibt es in verschiedenen Größen bis zu einem Fassungsvermögen von 230 ml.

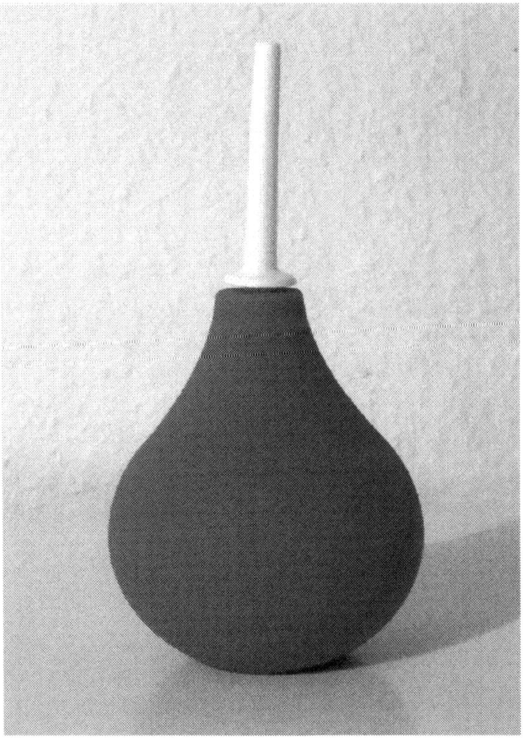

Abbildung 5: Klistierball

Für die Stuhltransplantation wird der Klistierball mit der aufbereiteten Stuhlspende gefüllt (ca. 60 bis 230 ml). Das schmale Röhrchen wird in den After (rektal) eingeführt, die Gleitfähigkeit wird durch Vaseline oder ein ähnliches Produkt verbessert. Anschließend wird durch vorsichtigen Druck auf den flexiblen Behälter die Stuhlspende langsam in den Darm entleert. Wichtig dabei ist, dass der Druck auf den Behälter nicht zu stark ist, da sich sonst der gesamte Behälterinhalt zu schnell mit hohem Druck in den Darm ergießt. Dies kann zur Überdehnung, zu kleinen Rissen und unter Umständen auch zu starkem Stuhldrang führen.

Um genau diesen Stuhldrang zu verhindern, liegt der/die Patient/in auf der linken Seite. Beim Herausziehen des Röhrchens muss der Behälter (Ball) zusammengedrückt bleiben, damit keine Flüssigkeit angesogen wird. Der gesamte Vorgang wird ein- oder zweimal täglich wiederholt. Wenn der Enddarm diese Menge nicht lange bei sich behält, also der Stuhldrang sehr stark wird, kann die Menge verringert und die Häufigkeit des Vorgangs erhöht werden. Für ein optimales Ergebnis sollte die Stuhlspende möglichst lange (vier Stunden) im Darm verbleiben.[186] Es empfiehlt sich, während der Liegezeit auf einer mit einem alten Handtuch abgedeckten Kunststofffolie (Müllsack) zu liegen. Es treten immer kleinere Mengen Stuhlflüssigkeit beim Hantieren aus. Außerdem kann der Stuhldrang schnell sehr stark werden. Manchmal reicht die Zeit zum kontrollierten Toilettengang nicht mehr. In jedem Fall sollte eine Toilette in der direkten Nähe sein, um dem Stuhldrang nachkommen zu können.

[186] Brandt/Aroniadis (2013), S. 240 ff.

Einlaufgerät (Irrigator)

Dieses Gerät wird ebenfalls zur sanften Entleerung des Darms bei Verstopfungen oder zur Darmreinigung beim Fasten verwendet. Zu beziehen ist es über die Apotheke oder den Versandhandel.

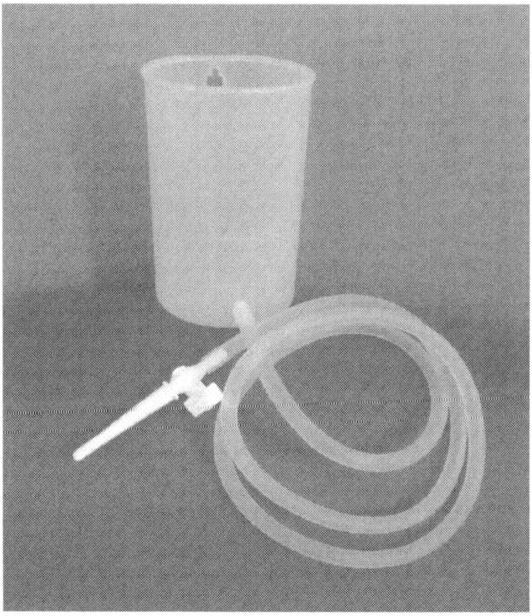

Abbildung 6: Einlaufgerät

Für die Stuhlgabe wird der Behälter ca. 40 bis 50 cm über der Hüfte aufgehängt (Türgriff, Stuhllehne). Der Behälter sollte nicht höher aufgehängt werden. Wenn sich der gesamte Behälterinhalt zu schnell mit hohem Druck in den Darm ergießt, kann dies zur Überdehnung und zu kleinen Rissen führen. Vor der Stuhltransplantation wird der Behälter mit 300 ml der Spendergabe gefüllt. Nun wird der kleine Hahn leicht geöffnet, um durch die Flüssigkeit die Luft aus dem Schlauch zu drücken. Sobald Flüssigkeit kommt, wird der Hahn geschlossen.

Das Röhrchen am vorderen Ende des Schlauchs wird dann in den After (rektal) eingeführt, auch hier wird eine bessere Gleitfähigkeit durch das Einreiben mit Vaseline oder Ähnlichem erreicht. Wird dann der Hahn am Behälter geöffnet, fließt der Inhalt langsam in den Darm. Der/die Patient/in liegt dabei auf der linken Seite, um den Stuhldrang zu verhindern. Wenn die Flüssigkeit langsam einläuft, werden 300 ml in den Darm aufgenommen. Für ein optimales Ergebnis sollte die Stuhlspende möglichst lange (vier Stunden) im Darm verbleiben.[187] Es empfiehlt sich, während der Liegezeit auf einer mit einem alten Handtuch abgedeckten Kunststofffolie (Müllsack) zu liegen. Es treten immer kleinere Mengen Stuhlflüssigkeit beim Hantieren aus. Außerdem kann der Stuhldrang schnell sehr stark werden. Manchmal reicht die Zeit zum kontrollierten Toilettengang nicht mehr. In jedem Fall sollte eine Toilette in der direkten Nähe sein, um dem Stuhldrang nachkommen zu können.

Verabreichung in Kapseln (Kotkapseln/Fäkalkapseln)

Forscherinnen und Forscher des Massachusetts General Hospitals in Boston (Elizabeth Hohmann, Ilan Youngster) haben die Stuhltransplantation erfolgreich mit Kapseln durchgeführt.[188] Diese Kapseln enthalten den konzentrierten Kot des gesunden Spenders. Die Kapseln bestehen aus einem Material, das die Passage durch den Magen unbeschadet übersteht. Erst im Darm löst sich das Material auf und setzt dort den Inhalt frei.

Die Proband(inn)en hatten an zwei aufeinanderfolgenden Tagen je „15 Kapseln einnehmen müssen, die Stuhl von 30 verschiedenen Spendern enthielten".[189] Für die Kapselbefüllung wurde der Stuhl verflüssigt, gefiltert und unter Beigabe von Glycerin tiefgefroren. (Glycerin verhindert, dass die Mikroorga-

---

187 Brandt/Aroniadis (2013), S. 240 ff.

188 Dönges (2014); Youngster et al. (2014a) S. 1772.

189 Dönges (2014).

nismen während des Einfrierens abgetötet werden. Es gewährleistet zudem ein schnelles Auftauen kurz vor der Einnahme.) Auch die Kapseln wurden mitsamt Inhalt tiefgefroren (bei -80 °C) gelagert.

Ein ähnlicher Bericht kommt aus Kanada. Dort wurde 27 Patient(inn)en mit Clostridium-difficile-assoziierter Diarrhoe der Stuhl von gesunden Spender(inne)n mittels Kapseln verabreicht. Die Patient(inn)en schluckten 24 bis 34 Gelatinekapseln. Alle Patient(inn)en gesundeten.[190] Thomas Louie von der kanadischen Universität Calgary wandte die Kapselmethode bei Patient(inn)en an, die eine Behandlung mit nasoduodenaler Sonde oder Koloskopie ablehnten. Manchmal sprechen auch medizinische Gründe gegen diese Methoden. Wenn diese Patient(inn)en dann nicht in der Lage sind, Einläufe bei sich zu behalten, bleibt keine andere Methode zur Wahl.

Auch bei der Kapselgabe wurden das Blut und der Stuhl der Spender/innen vorab auf Erkrankungen bzw. Parasiten untersucht. In einem speziellen Verfahren wurden am Tag der Transplantation 100 Gramm frischer Stuhl mit ca. 700 ml Kochsalzlösung gelöst, zentrifugiert, dekantiert und resuspendiert. Das so gewonnene Konzentrat wurde in Gelatinekapseln der Größe 1 (0,47 ml) gefüllt. Diese wurden anschließend in Kapseln der Größe 0 und diese wiederum in Kapseln der Größe 00 gesteckt. Vortests hatten ergeben, dass die so verpackten Kapseln etwa zwei Stunden lang der Magensäure standhalten.

Die Patient(inn)en beendeten ihre Antibiotikabehandlung (mit Vancomycin) einen Tag vor der Stuhltransplantation. Am Tag der Transplantation wurde morgens der Darm gereinigt. Die Patient(inn)en erhielten dann gegen Mittag 24 bis 34 Kapseln, die sie innerhalb weniger Minuten auf leeren Magen einnehmen mussten. Die Behandlung wurde gut vertragen. Die

---

190 rme (2013); Thomas et al. (2013).

regelmäßigen Folgeuntersuchungen zeigten auch nach sechs Monaten kein Wiederaufflammen der Erkrankung.[191]

Und auch aus Deutschland lässt sich ein aktueller Erfolg vermelden: Im Februar 2015 gab die Uniklinik Köln in einer Pressemitteilung die erste „erfolgreiche Darmfloraübertragung mit Kapseln" bekannt.[192] Dr. Maria Vehreschild und ihr Team wählten dieselbe Methode wie ihre Kolleg(inn)en vom Massachusetts General Hospital in Boston. Der frische Stuhl wurde verdünnt, in mehreren Stufen gefiltert und zentrifugiert. Das so gewonnene Material wurde mit Glycerin versetzt, in Kapseln gefüllt und verabreicht. Zwei Patienten mit einer Clostridium-difficile-Infektion gesundeten mittels dieser Behandlung. Vehreschild zeigt sich begeistert von dem Verfahren und weist auf die Möglichkeit des Einfrierens der nicht verwendeten Kapseln hin. Deren Lagerbarkeit und die daraus resultierende kurzfristige Verfügbarkeit der Kapseln ließe eine unkomplizierte Anwendung des Verfahrens zu. „So sind sogar ambulante Behandlungen denkbar."[193] Das Team um Dr. Vehreschild hat eine Herstellungsanleitung für diese speziellen Kapseln ausgearbeitet. Die Anleitung ist interessierten Wissenschaftler(inne)n und Klinikärzt(inn)en frei zugänglich.[194]

Wird die Stuhlspende in Kapseln verabreicht, ist eine Gabe von mindestens 50 Gramm erforderlich, was bedeutet, dass etwa 20 bis 30 Kapseln eingenommen werden müssen. Die Kölner Wissenschaftler/innen arbeiten daran, die Konzentration der Mikroorganismen in den Kapseln zu erhöhen, sodass sich die Menge der einzunehmenden Kapseln entsprechend verringert. [195]

---

191 Thomas et al. (2013).

192 Schattschneider, Anja (2015).

193 Schattschneider, Anja (2015).

194 Neubert, Karola (2015).

195 Köberlein, Veronika (2015).

Exkurs: magensaftresistente Kapseln

Magensaftresistente Kapseln werden normalerweise eingesetzt, um Arzneistoffe unbeschadet durch den sauren Magensaft zu bringen. Sie sollen unversehrt in den Dünndarm gelangen, sich dort auflösen und den Arzneistoff erst dort entfalten.

So jedenfalls besagt es die Theorie. Die Praxis zeigt jedoch, dass die als magensaftresistent deklarierten Kapseln den Wirkstoff in Form von kleinen magensaftresistenten Körnern enthalten, die sich in einer Hartgelatinekapsel befinden. Die umschließenden Kapseln selbst sind also nicht magensaftresistent, sondern lösen sich im Magen auf.[196]

Was bedeutet das für den Einsatz von Hartgelatinekapseln als Kotkapseln?

Hartgelatine quillt beim Kontakt mit Flüssigkeit auf, die Hülle wird weich. Das bedeutet, es kann kein feuchtes Stuhlmaterial eingefüllt werden. Hartgelatine löst sich im Magen auf. Dass wir Kot essen, ist für viele eine ekelhafte Vorstellung. Der Umgang mit unseren Ausscheidungen ist in unserer Gesellschaft ein Tabuthema. Möglicherweise wird deshalb soviel Wert auf Magensaftresistenz gelegt. Was allerdings passiert, wenn die Kapseln im Magen aufgehen, ist unklar. Eventuell könnte das zum Erbrechen führen oder aber die Mikroorganismen könnten, während sie den Magen passieren, durch die Magensäure zerstört werden.

Die Koprophagie (das Fressen von Kot, siehe den gleichnamigen Abschnitt) im Tierreich und die Anleitung zur menschlichen Kotbehandlung in alten Heilschriften können solche Bedenken nicht zerstreuen; beide Beobachtungen können aber zumindest darauf hindeuten, dass es positive Beispiele für die Nutzung des eigenen oder fremden Kots zwecks Krankheitsvorbeugung oder -behandlung gibt.

---

[196] Kaunzinger (2005).

Die Frage ist, ob die orale Einnahme von Kotkapseln ohne Magensaftresistenz – beispielsweise bei der Clostridium-difficile-Infektion – trotzdem zu erfolgreichen Behandlungen führt.

Ist es entscheidend, dass die Kapsel sich als magensaftresistent erweist? Oder dient die Kapsel als reiner Transporter in den Magen-Darm-Trakt? Hilft uns die Vorstellung, dass eine Kapsel magensaftresistent ist, den Ekel-Faktor zu minimieren? Benötigen wir die Kapsel nur, um die mögliche Gefahr der ungewollten Verkeimung von Mund, Rachen, Bronchien und Lunge durch direkten Kotkontakt zu verringern? Vielleicht. Vielleicht müssen wir aber auch einen anderen Umgang mit unseren Ausscheidungen (wieder) lernen?

Die Stuhlbank OpenBiome (USA) bietet Kotkapseln in zwei Varianten an, nämlich als Gelatinekapseln mit oder ohne säureresistenten Überzug.

Der einzige Hersteller, der eigenen Aussagen zufolge ein magensaftresistentes Kapselset für die Selbstbefüllung anbietet, ist das französische Unternehmen LGA (Laboratoire des Gélules et des Azymes).[197] Wer also Kotkapseln selber herstellen und als Stuhltransplantat verwenden möchte, begibt sich auf unsicheres Terrain.

Ich bitte Sie, liebe Leser und Leserinnen, mir positive Erfahrungen, die Sie gegebenenfalls mit der eigenen Herstellung und Verwendung von Kotkapseln gemacht haben, mitzuteilen. Es gibt Kapseln in verschiedenen Größen. Denkbar wäre zum Beispiel, eine kleine Kapsel zu befüllen, diese mit Eudragit zu überziehen und die fertige Kapsel in eine größere zu stecken, die ebenfalls mit Eudragit überzogen wird. Sollte sich auf diese Weise ein brauchbares Ergebnis einstellen, würde das die Gabe von Stuhltransplantationen daheim deutlich vereinfachen. Gern nehme ich Ihre Erfahrungsberichte entgegen.

---

197 www.lga.fr/

Beeinflusst die Verabreichungstechnik den Erfolg der Stuhltransplantation?

In einer Pilotstudie aus den USA[198] wurde untersucht, ob die Verabreichung über eine nasoduodenale Sonde im Vergleich zur Koloskopie zu unterschiedlichen Behandlungserfolgen bei Clostridium-difficile-Infektionen führt. Die Forscher/innen kamen zu dem Ergebnis, dass sich kein Unterschied feststellen lässt, halten aber die Verabreichung über eine nasoduodenale Sonde für einfacher und kostengünstiger.

Ob eine Verabreichungsmethode den anderen vorzuziehen ist, darüber wird noch geforscht werden müssen. Im Moment kann der Vorteil einer Methode gegenüber anderen noch nicht eindeutig belegt werden.[199]

Dabei existieren bereits Studien,[200] in deren Verlauf der Erfolg verschiedener Verabreichungsmethoden untersucht wurde. Eine systematische Überprüfung von 325 an Clostridium difficile erkrankten Patient(inn)en, die mittels Stuhltransplantation behandelt worden waren, zeigte folgende Erfolgsquote: 76 % bei Einsatz einer nasoduodenalen Sonde, 89 % bei Koloskopie, 95 % bei einer Gabe per Einlauf.[201] Es lässt sich demnach eine leichte Überlegenheit der Gabe durch Koloskopie beziehungsweise Einlauf feststellen. Aufgrund der geringen Datenlage kann jedoch noch keine generelle Empfehlung ausgesprochen werden. Vielmehr richtet sich die Wahl nach den persönlichen Umständen der Patient(inn)en, aber auch nach der Arbeitsweise und den Möglichkeiten der Klinik oder des Arztes/der Ärztin.

Für die Verwendung der nasoduodenalen Sonde spricht, dass die Gabe schnell durchführbar, relativ kostengünstig und

---

198 Youngster et al. (2014).

199 Brandt/Aroniadis (2013), S. 240 ff.

200 Gough/Shaikh/Manges (2011)

201 Borody/Paramsothy/Agrawal (2013).

technisch einfach ist. Allerdings erfordert sie das Vorhandensein entsprechender Voraussetzungen (Endoskope, bildgebende Ausrüstung). Zudem besteht durch mögliches Erbrechen und zurücklaufende Flüssigkeit die leichte Gefahr der Anatmung von Stuhlflüssigkeit. Dieser Gefahr wird durch eine tiefer sitzende Sonde und langsamere Einspritzgeschwindigkeit der Stuhlspende bzw. durch die Gabe geringerer Flüssigkeitsmengen begegnet. Erste Studien zeigen, dass die kleinere Menge (75 ml) zu Nachteilen im Behandlungserfolg und in der Rückfallquote führen kann.[202] Einige Patient(inn)en berichten von Ekel-Vorbehalten, das Stuhltransplantat über die Nasensonde zu erhalten.[203] Außerdem wird diskutiert, ob die unphysiologische Einbringung von Darmbakterien aus dem unteren Darmabschnitt in den oberen zu Problemen führt.[204]

Einläufe haben den Vorteil, dass sie kostengünstig, leicht durchführbar und im häuslichen Rahmen anwendbar sind. Allerdings haben manche Patient(inn)en eine Aversion dagegen, mit fremdem Stuhl umzugehen und selbst Hand anzulegen. Die Stuhltransplantation über einen Einlauf erreicht nur den unteren Abschnitt des Darmes direkt. Ob sich die Spende von dort immer problemlos im restlichen Darm ausbreitet, bleibt zu untersuchen. Zudem muss bei dieser Methode im Gegensatz zur nasoduodenalen Sonde oder der Koloskopie aufgrund der geringeren Verabreichungsmenge der Vorgang öfter wiederholt werden. Bei der nasoduodenalen Sonde oder der Koloskopie reicht meistens eine einzelne Übertragung.[205] Teilnehmer/innen einer Studie aus Kanada[206] führten allerdings 250 ml per Einlauf ein. Sieben Clostridium-difficile-Erkrankte gesundeten nach nur einem Einlauf.

---

202 Brandt/Aroniadis (2013), S. 240 ff.

203 Borody/Paramsothy/Agrawal (2013).

204 Borody/Paramsothy/Agrawal (2013).

205 Brandt/Aroniadis (2013), S. 240 ff.

206 Silverman/Ian/Pillai (2010), S. 471 ff.

Etwa 75 % Prozent aller durchgeführten Stuhltransplantationen wurden mittels Koloskopie verabreicht.[207] Diese Art der Verabreichung hat den großen Vorteil, dass der gesamte Darm mit der Stuhlspende bespritzt werden kann. Zudem können bei diesem Verfahren gleichzeitig eine eventuelle Schädigung der Darmwand betrachtet und weitere Erkrankungen ausgeschlossen werden. Allerdings ist diese Methode bei Patient(inn)en mit vorgeschädigtem Darm riskant. Durch das Vorschieben des Koloskops, insbesondere um die Windungen herum, kann es bei einer vorgeschädigten Darmwand zu Verletzungen bzw. Rissen kommen.[208]

In solchen Fällen sind daher Einläufe oder eine nasoduodenale Sonde zu bevorzugen. Der große Vorteil der Koloskopie besteht in der Möglichkeit, eine größere Flüssigkeitsmenge (300 ml) in einem Arbeitsschritt einzubringen. Erste Studien sehen hierin einen leichten Vorteil für den Erfolg der Behandlung und die Reduzierung der Rückfallquote.[209]

---

[207] Kleger et al. (2013), S. 108 ff.

[208] Brandt/Aroniadis (2013), S. 240 ff.

[209] Brandt/Aroniadis (2013), S. 240 ff.

Durchführung zu Hause

Materialliste

Folgende Materialien benötigen Sie für eine Stuhltransplantation daheim:

- Latexhandschuhe
- Schutzbrille
- Gesichtsschutz für Mund und Nase (OP-Maske)
- Kittel
- Standmixer
- Messbecher
- Kaffeefilter
- Kaffeefilterhalter
- Mullgaze
- Küchensieb
- verschließbare Kunststoffdose (Gefrierbehälter)
- 250 ml Kochsalzlösung (pro Einlauf)
- einen großen Löffel
- Klistierball oder Irrigator (Einlaufgerät)
- Wischlappen
- Geschirrtuch
- Küchenwaage
- Kunststoffmüllsack und Handtuch als Unterlage während der Durchführung.

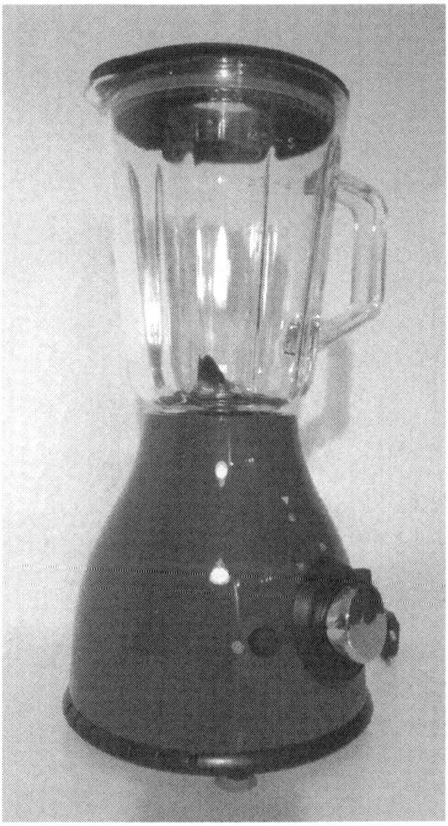

Abbildung 7: Standmixer

Kochsalzlösung selbst herstellen

Für die Stuhltransplantation wurden ohne negative Auswirkungen auch Leitungswasser, Mineralwasser oder Milch benutzt.[210] Ich empfehle dennoch, eine physiologische Kochsalzlösung zuzubereiten. In fast allen Fallbeispielen und Studien wurde von der Verwendung einer Kochsalzlösung berichtet, sodass hierüber die meisten Erfahrungswerte vorliegen.

---

210 Brandt/Aroniadis (2013), S. 240 ff.

Unerheblich ist es dabei, eine physiologische Kochsalzlösung, die einen exakten Salzanteil von 0,9 % hat, zu verwenden. Die folgende Dosierungsempfehlung reicht in puncto Genauigkeit völlig aus.

Für die Herstellung der Kochsalzlösung erhitzen Sie einen halben Liter Leitungswasser, den Sie einige Minuten lang kochen lassen. So ist sichergestellt, dass über das Wasser keine unerwünschten Keime eingeschleppt werden. Geben Sie einen Teelöffel Salz hinzu, und zwar möglichst reines Salz (reines Natriumchlorid), also kein Flur- oder Jodsalz. Lassen Sie die Lösung anschließend abkühlen und verbrauchen Sie diese binnen drei Tagen.

Aufbereitung der Stuhlspende

Um die Gefahr möglicher, aber bisher noch unbekannter Langzeitprobleme zu minimieren und um auch zu Hause hygienisch verantwortlich zu handeln, sollten Sie die Aufbereitung der Stuhlspende unter laborähnlichen Bedingungen durchführen.

Während der Vorbereitung und Durchführung können Darmbakterien in die Luft gelangen und beispielsweise eingeatmet werden. Im Atemtrakt, in der Lunge, im Auge und auf der Haut siedeln jedoch andere Bakterien als im Darm. So kann es durchaus belastend bis gefährlich für den Organismus sein, wenn Keime an die falsche Stelle gelangen.

Tragen Sie während der Aufbereitung deshalb einen Gesichtsschutz für Mund und Nase, Laborhandschuhe und eine Schutzbrille. All diese Hilfsmittel erhalten Sie in der Apotheke, im Sanitätshaus oder über den Versandhandel. Sinnvoll ist es darüber hinaus, einen Kittel zu tragen, der anschließend heiß gewaschen werden kann.

Der Spenderstuhl muss frisch sein. Er wird in einem luftdichten Gefäß leicht gekühlt und sollte innerhalb von sechs Stunden aufbereitet und verabreicht werden.[211]

Eine frische Spenderstuhlmenge von 50 bis 60 Gramm wird mit 250 bis 300 ml Kochsalzlösung vermengt. Geringere Mengen haben sich als nachteilig für den Behandlungserfolg erwiesen, größere Mengen keinen Behandlungsvorteil erbracht.[212]

Vorgang der Aufbereitung

Der Spenderstuhl wird mit der Kochsalzlösung so lange aufgerührt, geschüttelt oder per Standmixer verquirlt, bis er sich gut aufgelöst und vermengt und in etwa die Konsistenz eines Milchshakes angenommen hat. Damit diese Lösung die Schläuche und Kanülen nicht verstopft, wird die Lösung weiter gefiltert, indem sie zunächst durch ein feines Küchensieb passiert wird. Dann erfolgt eine feinere Siebung durch Gaze (Mullbinde) und schließlich die Filtrierung durch einen Kaffeefilter, in den Filterpapier eingelegt wurde. Als unpraktikabel hat es sich erwiesen, schon im ersten Schritt den Kaffeefilter zu verwenden, da die Lösung noch nicht fein genug ist.[213] Im Anschluss an die Filtrierung kann die Lösung per nasoduodenaler Sonde bzw. Koloskopie verabreicht werden.

---

211 Vetter, Christine (2014).

212 Brandt/Aroniadis (2013), S. 240 ff.

213 Brandt/Aroniadis (2013), S. 240 ff.; Konturek (2014).

Häusliche Anwendung

Bereits 2010 berichtete ein kanadisches Ärzte-/Ärztinnenteam aus Ontario über den Erfolg von daheim selbst durchgeführten Stuhltransplantationen bei chronisch Clostridium-difficile-Erkrankten.[214] Alle sieben Patientinnen und Patienten (Alter zwischen 30 und 88 Jahren) entwickelten die Clostridium-difficile-Infektion im Krankenhaus mit anschließenden wiederkehrenden Rückfällen. Die Antibiotika Metronidazol bzw. Vancomycin erbrachten keine Heilung.

Die Klinik beriet und begleitete die sieben teilnehmenden Patient(inn)en und deren Familien durch den gesamten Prozess. Sie wurden über Risiken und Vorteile sowie über den experimentellen Charakter des Verfahrens aufgeklärt.

Die eigentliche Stuhltransplantation wurde von den Patient(inn)en selbst oder mit Unterstützung durch Familienangehörige (Sohn, Tochter, Ehefrau) durchgeführt.

Alle Empfänger/innen der Stuhlspenden wurden im Klinikum vollständig körperlich untersucht. Die Antibiotika Metronidazol oder Vancomycin wurden verabreicht und 24 bis 48 Stunden vor der Stuhltransplantation abgesetzt. Die aktuellen Stuhlproben wurden an ein Labor gesandt. Die Patient(inn)en wurden gebeten, zwei Wochen nach der Stuhltransplantation erneut in die Klinik zu kommen.

Die familiären Stuhl-Spender/innen wurden von den Patient(inn)en ausgewählt. Die Spender wurden in einem ausführlichen Fragebogen über mögliche Vorerkrankungen, die zum Spender/innen-Ausschluss führen könnten, befragt. Das Blut und der Stuhl der Spender/innen wurden umfangreich untersucht.

---

[214] Silverman/Ian/Pillai (2010), S. 471 ff.

Die Patient(inn)en schafften sich folgende Ausrüstung an:

- 200 ml physiologische Kochsalzlösung
- Einlaufgerät
- Haushaltsstandmixer
- Becher für den Mixer mit äußerer Skalierung für das Volumen.

Die Stuhltransplantation sollte im Idealfall nach dem ersten Stuhlgang des Tages durchgeführt werden. Unmittelbar vor der Verabreichung (höchstens 30 Minuten Abstand) wurden zu Hause 50 ml (fester) Spenderstuhl und 200 ml Kochsalzlösung in den Mixerbecher gegeben. Anschließend wurde die Lösung mit dem Mixer bis zum Erreichen der „Milchshake-Konsistenz" verflüssigt. Diese Flüssigkeit (ca. 250 ml) wurde dann in das Einlaufgerät gefüllt.

Unter Berücksichtigung der Gebrauchsanleitung des Einlaufgeräts wurde die Stuhlspende anschließend langsam verabreicht. Um den Stuhldrang zu verhindern, lag der/die jeweilige Patient/in auf der linken Seite. Die Stuhl-Spende sollte still (auf der linken Seite) liegend so lange wie möglich im Darm verbleiben. Wenn innerhalb einer Stunde nach Verabreichung ein Durchfall auftrat, sollte der Vorgang sofort wiederholt werden.

Wie die Abbildung des Darmverlaufs zeigt, schließt sich an den Enddarm der absteigende Ast des Dickdarms an. Dieser ist linksseitig im Körper gelagert. Beim linksseitig gelagerten Einlauf ist dieser Teil in der Lage, eine relativ große Flüssigkeitsmenge aufzunehmen. Würde rechtsseitig gelagert werden, drückte die Flüssigkeitsmenge ständig auf den Enddarmverschluss und starker Stuhldrang wäre die Folge.

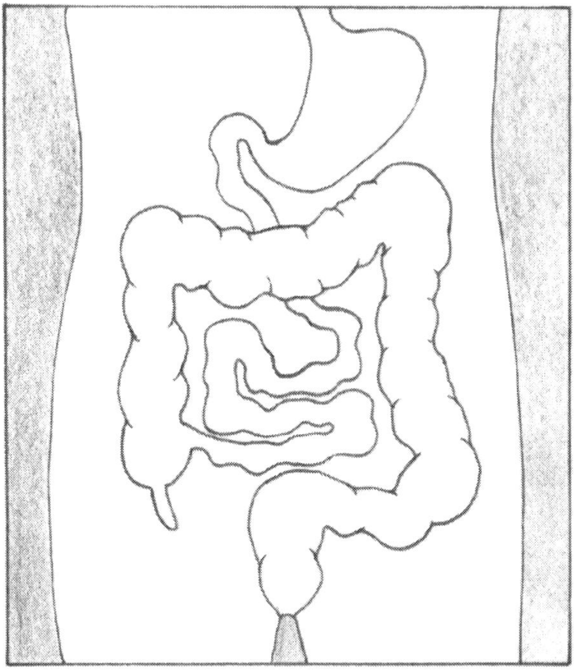

Abbildung 8: Schematische Lagerung von Magen, Dünn- und Dickdarm im menschlichen Körper

Nach nur einer Stuhltransplantation verschwanden die Symptome vollständig. Bei zwei Teilnehmer(inne)n entwickelten sich nach der Transplantation wechselhafte Verstopfungen und Durchfälle. Ansonsten gab es keine Nebenwirkungen. Das Clostridium-difficile-Toxin ließ sich bei allen Teilnehmer(inne)n auch nach einer Beobachtungszeit von bis zu vierzehn Monaten nicht mehr nachweisen.

Zusammenfassung der wichtigsten Ergebnisse und offener Fragen

Der Darm mitsamt seiner Besiedlung durch Mikroorganismen ist in den USA, Kanada, Australien und Europa zu einem wichtigen Forschungsgegenstand geworden. Es schließen sich viele Fragen und Themenbereiche an, die insbesondere Krankheit und Gesundheit des Menschen betreffen. Auch die Stuhltransplantation ist einer dieser Themenbereiche. Viel Überraschendes wurde bereits entdeckt, doch ebenso viele Unklarheiten bestehen noch. So befinden wir uns gegenwärtig noch eher auf der beschreibenden Ebene, als dass wir Zusammenhänge und Hintergründe erklären und verstehen könnten.

Ob sich zum Beispiel die eingebrachten Mikroorganismen der Spender/innen wirklich im Darm ansiedeln oder ob es einen anderen Wirkzusammenhang gibt, ist noch Spekulation.[215] Wie bereits erwähnt, besteht die Möglichkeit, dass Mikroorganismen Informationen oder Botenstoffe austauschen, die zu einer gesunden Besiedlung anregen.

Ebenfalls unklar ist, wodurch und warum sich bei bestimmten Krankheiten, aber auch bei bestimmten Nahrungsgewohnheiten, die Zusammensetzung der Darmflora verändert.

Die Stuhltransplantation könnte sich auf Dauer als Alternative zur Behandlung mit Antibiotika erweisen. Ungeklärt ist dagegen, ob eine Behandlung von Patient(inn)en, die Glucocorticoide (Cortison) oder Immunsupressiva (zur Unterdrückung der Funktionen des Immunsystems) einnehmen, möglich und förderlich ist.[216]

Mit Blick auf die Spender(innen)auswahl müsste zunächst weiter geklärt werden, wie eine **gesunde** Darmflora definiert werden kann. Als Spender/in kommt im Moment jeder Mensch

---

215 Jossé (2014).

216 Brandt/Aroniadis (2013), S. 240 ff.

infrage, der gesund ist und eine normale Darmfunktion hat.[217] Welche Zusammensetzung eine „gesunde" Darmbesiedlung aber ausmacht, ist unklar. In diesem Zusammenhang muss zudem geklärt werden, ob es eine/n universell gute/n Spender/in überhaupt gibt oder ob die Spende an die individuellen Bedürfnisse der Erkrankten bzw. der Erkrankung angepasst sein muss. Diese Erkenntnis würde ein gezielteres Auswählen von Spender(inne)n ermöglichen.

Bekannt ist, dass die Ernährungsweise einen direkten Einfluss auf die Mikrobenbesiedlung hat. Es ist denkbar, dass es für eine effektivere Stuhltransplantation nötig ist, eine/n Spender/in zu finden, der/die eine ähnliche Ernährungsweise hat wie der/die Patient/in. Wenn noch andere Faktoren wie Körpergewicht, Geschlecht, und psychische Stabilität berücksichtigt werden sollen, ist es nötig, den/die Spender/in sehr sorgfältig auszuwählen.

Die Darmbesiedlung besteht aus über 1000 verschiedenen Bakterienstämmen. Sollten wir eines Tages in der Lage sein, zu erkennen, welche Stämme in welcher Menge bei einem bestimmten Krankheitsbild zur Gesundung führen, könnte auf eine Stuhlspende wieder verzichtet werden. Damit entfielen auch die Gefahr der Infektion durch den Spenderstuhl und der „Ekel-Faktor" bei der Neubesiedlung. Denkbar wäre es dann, bestimmte Bakterienstämme zu isolieren, zu züchten und je nach Beschwerdebild zu kombinieren und als gezielte Mixtur anzuwenden.

Das menschliche Mikrobiom besteht allerdings nicht nur aus Bakterien, sondern auch aus Bakteriophagen, Viren, Pilzen und weiteren Spezies. „Es funktioniert alles zusammen und kommuniziert mit dem Wirt."[218] In einer Stuhlspende ist die funktionierende Gesamtheit vorhanden. Ob es wirklich gelingen

---

217 Jossé (2014).

218 Campbell (2014).

wird, dieses komplexe Geschehen zu verstehen und durch isolierte künstlich gezüchtete Organismen zu ersetzen, bleibt fraglich. Dass durch diesen künstlichen Eingriff in die Wiederherstellung der mikrobiellen Gemeinschaft langfristig mehr Schaden angerichtet wird, ist zumindest denkbar, aber aktuell weder beweis- noch widerlegbar.

Optimal wäre sicherlich eine Bevorratung, wie sie in den unlängst eingerichteten Fäkalbanken (z. B. OpenBiome USA) bereits betrieben wird. Ist es erst möglich, diese Bakterienstämme zu lagern bzw. in gefrorener oder anderer Form wirksam zu verabreichen, könnte es eventuell sogar gelingen, Bakterienstämme in getrockneter Pulverform zu isolieren und je nach Erkrankung zusammenzustellen.

Doch nicht nur die Züchtung und die Lagerung müssen dafür weiter erforscht werden. Auch die Frage, welche standardisierte Form der Verabreichung bei welcher Erkrankung die günstigste ist, bedarf weiterer Klärung.

Gefrorener Stuhl und natürlich die Besonderheit der Kapselverwendung eröffnen die Möglichkeit, den Stuhl geeigneter Stuhlspender/innen zu lagern und über größere Distanzen zu versenden. Zudem schaltet die Möglichkeit des Einfrierens den Fäkalgeruch aus, der die übrigen Methoden begleitet. Die Methode des Einfrierens hätte auch den Vorteil, dass sich jeder gesunde Mensch seinen Stuhl einfrieren und über längere Zeiträume einlagern lassen könnte. Tritt dann später eine relevante Erkrankung auf, könnte man sich seinen eigenen gesunden Stuhl auftauen und transplantieren lassen.

Insgesamt gilt es jetzt aber erst einmal, Langzeitbeobachtungen an Patient(inn)en, die eine Stuhlspende transplantiert bekamen, durchzuführen und diese Informationen in einem zentralen Archiv abrufbar zu halten. Nur so können langfristige Wirkungen und Nebenwirkungen erfasst werden. Einen Vorstoß in diese Richtung unternahmen bereits Gastrologen und Infektiologen der Universitäten Jena und Köln,[219] die gemeinsam das Register „MikroTrans" konzipierten, das 2015 gestartet wurde. In dem Register werden, in Kooperation mit der Deutschen Gesellschaft für Verdauungs- und Stoffwechselkrankheiten (DGVS), Daten über alle in Deutschland durchgeführten Stuhltransplantationen gesammelt.

Es spricht nichts dagegen, dass Bedenken geäußert werden, Stuhltransplantationen könnten bisher unbekannte negative Langzeitwirkungen haben. Im Gegenteil, es ist wichtig, dies nicht aus den Augen zu verlieren. Auffällig ist jedoch, dass die möglichen und/oder nachgewiesenen Langzeitfolgen einer Antibiotikagabe weit weniger häufig thematisiert werden.

So gibt auch Dr. Alexander Khoruts von der Universität Minnesota, einer der ersten klinischen Anwender der Stuhltransplantation, mit Blick auf den Genehmigungsprozess von Antibiotika zu bedenken, dass hier niemand so kritisch auf mögliche negative Langzeitfolgen schaut, wie es derzeit bei der Stuhltransplantation der Fall ist. Er merkt weiterhin an, dass sich niemand fragt, ob ein Kind, das wegen einer Ohrentzündung mit Antibiotika behandelt wird, möglicherweise Jahre später infolge der Antibiotika-Behandlung eine entzündliche Darmerkrankung entwickelt. Dabei würde Khoruts zufolge ein entsprechender Warnhinweis auf den Beipackzettel jedes Antibiotikums gehören. „Es scheint so, als würde der Fokus auf den Bedenken bei der Gabe von Mikroben liegen und nicht auf den Bedenken, wenn die Mikroben getötet werden."[220]

Die bisherigen Erkenntnisse geben uns Anlass zu hoffen, dass es in naher Zukunft möglich sein wird, auf die bisherige inflationäre Vergabe von Antibiotika zu verzichten. Gelingt es

---

[219] Dierbach (2014).

[220] *"It seems like there´s this focus on the concerns with the emergence of giving microbes, and there is no focus on that when your´re talking about killing microbes."* Campbell (2014). Deutsche Übersetzung durch H.P.

uns, bestimmte Bakterienstämme zu isolieren und/oder Spenderstuhl auf einfache Weise eingefroren zu lagern, könnte es zudem zur Routine werden, nach einer unverzichtbaren Gabe eines Antibiotikums eine Stuhltransplantation durchzuführen.

Doch noch ist das alles Zukunftsmusik. Vielleicht werden wir irgendwann dazu übergehen, die bisherigen Bluttests durch Tests über die Art und das Vorhandensein von Mikroorganismen zu ersetzen. Ist erst klarer, welche Mikroorganismen bei welcher Krankheit ein Ungleichgewicht erzeugen, könnte anhand der Darmbesiedlung eine Aussage über die Krankheit gemacht und durch die Gabe geeigneter Mikroorganismen die Symbiose wieder hergestellt werden. Damit würde der Einzelne nicht aus der Verantwortung genommen, krankmachende Faktoren in seinen persönlichen Lebensumständen zu erkennen und nach seinen Möglichkeiten zu verändern. Wir würden stattdessen zu einer Auffassung von menschlicher Gesundheit und Krankheit gelangen, die anstelle eines mechanistischen Ursache-Wirkungs-Verhältnisses die individuelle Balance berücksichtigt.

Ihre Erfahrung zählt

Ich bedanke mich, dass Sie meinen Ausführungen bis hierhin gefolgt sind, und hoffe, dass ich Sie für das spannende Thema Stuhltransplantation begeistern konnte. Ich selbst sehe darin so viel Potenzial, aber auch noch Ungereimtheiten, dass ich die weitere Entwicklung und Erforschung unbedingt verfolgen möchte. Lassen Sie uns gemeinsam einen Beitrag dazu leisten, indem wir Erfahrungen und Erkenntnisse austauschen. Schreiben Sie mir, wenn Sie eigene Erfahrungen mit der Thematik haben oder jemanden kennen, der eine Stuhltransplantation daheim oder in der Klinik durchgeführt hat. Im Anhang finden Sie einen Fragebogen - nehmen Sie sich die Zeit, ihn auszufüllen und wenn Sie eine Frage nicht beantworten können oder andere Erkenntnisse beisteuern möchten, dann steht es Ihnen selbstverständlich frei, entsprechende Passagen auszulassen oder zu verändern. Sie kennen Studien, die in dieser Veröffentlichung noch nicht erwähnt wurden, oder Ärzte/Ärztinnen und Labors, die in den Anhang aufgenommen werden sollten? Ich freue mich über jede Zuschrift und werde dieses Buch beständig aktualisieren beziehungsweise neue Daten auch auf der Website www.mikrobiomtransfer.de einpflegen.

Ihre Zuschriften per E-Mail senden Sie einfach an:

info@mikrobiomtransfer.de

Postalisch erreichen Sie mich unter:

Heiko Pust, Isarstr. 33, 28199 Bremen.

ANHANG

Fragebogen zu Stuhltransplantationen

Dieser Fragebogen ist für alle gedacht, die bereits Erfahrungen mit einer Stuhltransplantation haben und bereit sind, sie zu teilen. Ich werde diese Erfahrungsberichte sammeln und die Informationen in anonymisierter Form an dieser Stelle und auf der Internetseite www.mikrobiomtransfer.de veröffentlichen. Sie helfen anderen damit, sich über dieses noch in den Kinderschuhen steckende Verfahren umfassender zu informieren. Sollen wir beginnen? Dann sind hier meine Fragen:

1. Zeitpunkt der Transplantation:

2. Wie alt sind Sie?

3. Welches Beschwerdebild hatten Sie? Besteht dieses weiterhin oder trat eine Linderung/Gesundung ein?

4. Wie lange hatten Sie dieses Beschwerdebild vor der Transplantation schon?

5. Wie sind Sie auf die Stuhltransplantation aufmerksam geworden?

6. Wie haben Sie eine/n Spender/in gefunden?

7. Stammt Ihr/e Spender/in aus der Familie?

8. Wurden Sie durch einen Arzt/eine Ärztin oder eine Klinik bei der Stuhltransplantation begleitet? Durch wen?

9. Wurde der/die Spender/in vor der Spende untersucht?

10. Was/woraufhin wurde untersucht?

11. Welche Mengen Stuhl und Flüssigkeit wurden zur Transplantation verwendet?

12. Wer hat die Stuhlspende aufbereitet?

13. Wie viel Zeit verging zwischen Spende und Transplantation?

14. Auf welche Art wurde der Stuhl transplantiert (Einlauf, Kapsel, Koloskopie, Nasoduodenalsonde)?

15. Wie oft wurde die Transplantation durchgeführt?

16. Gab es Nebenwirkungen?

17. Falls ja, welche Art Nebenwirkungen waren das und wie lange hielten diese an?

18. Wie entwickelte sich Ihr Beschwerdebild anschließend bzw. Ihre Gesundung?

19. Sind Sie beschwerdefrei? Falls ja: wie lange?

20. Wenn es etwas gäbe, was Sie als Information noch ergänzen/mitteilen könnten, was wäre das?

Verzeichnis der Labors in deutschsprachigen Ländern

Deutschland

MBA GmbH Bad Saarow I, Labor Dr. Pohl

Pieskower Straße 33

15526 Bad Saarow - Pieskow

Tel.: 033631/5217

Fax: 033631/5218

E-Mail: info@labordrpohl.de

Labor Dres. Hauss

Kieler Str. 71

24340 Eckernförde

Telefon: 0 43 51 / 88 91 70

Fax: 0 43 51 / 88 91 720

E-Mail: info@hauss.de

MVZ Institut für Mikroökologie GmbH

Auf den Lüppen 8

35745 Herborn

Telefon: 0 27 72 / 98 10

Fax: 0 27 72 / 98 11 51

E-Mail: info@mikrooek.de

Ganzimmun Diagnostics AG

Hans-Böckler-Straße 109

55128 Mainz

Telefon: 06131 72050

Fax: 06131 7205 100

E-Mail: info@ganzimmun.de

Labor L+S AG/Enterosan®
Mangelsfeld 4, 5, 6
97708 Bad Bocklet-Großenbrach
Telefon: +49 (0)9708/9100-300
Fax: +49 (0)9708/9100-50
E-Mail: info@enterosan.de

Schweiz

ORTHO-Analytic AG
Fluhstrasse 30
8640 Rapperswil-Jona
Switzerland
Telefon: +41 (0)55 210 90 16
Fax: +41 (0)55 210 90 12
E-Mail: services@orthoanalytic.ch

Österreich

Diagnostikzentrum Millergasse
Millergasse 40/5
1060 Wien
Telefon: 01 - 595 10 10
Fax: 01 – 595 12 99

Diagnostikzentrum Neutorstraße
Neutorstraße 13
5020 Salzburg
Telefon: 0662 – 23 11 11-0
Fax: 0662 – 23 11 11-90
E-Mail: bestellung@biogena.at

Diagnostikzentrum Markhof

Geidorfgürtel 21

8010 Graz

Telefon: 0316 - 34 90 90

Fax: 0316 - 34 90 90 - 90

E-Mail: diagnostik@tzmarkhof.at

Blutuntersuchungen in Deutschland

Medizinisches Labor Bremen

Haferwende 12

28357 Bremen

Telefon: +49 (0)421 2072 - 0

Fax +49 (421) 2072 - 167

E-Mail: info@mlhb.de

Medizinisches Labor Hannover

Am TÜV 6

30519 Hannover

Telefon: +49 (0)511 85622 0

Fax. +49 (0)511 85622 710

E-Mail: info@mlh.de

Medizinische Laboratorien Düsseldorf GbR
Nordstraße 44
40477 Düsseldorf
Telefon: +49-211-49 78-0
Fax: +49-211-493 06 12
E-Mail: info@labor-duesseldorf.de

Ganzimmun Diagnostics AG

Hans-Böckler-Straße 109

55128 Mainz

Telefon: 06131 72050

Fax: 06131 7205 100

E-Mail: info@ganzimmun.de

Alternativ können Sie im Internet unter der Bezeichnung „medizinisches Labor" nach einem Labor in Ihrer Nähe suchen.

Durchführende Kliniken und Ärzte/Ärztinnen

Im Folgenden finden Sie die Adressen von Kliniken bzw. Ärzt(inn)en, die eine Stuhltransplantation durchgeführt und dies öffentlich (Internet, Zeitung, Zeitschrift, Pressemitteilung) bekannt gegeben haben.

10450 Berlin, Spanndauer Damm 130, Klinik für innere Medizin, DRK Klinik Berlin, Prof. Andreas Sturm, 030/30350.

14163 Berlin-Zehlendorf, Krankenhaus Waldfriede e. V., Johannes Meier, Argentinische Allee 40, 030/81810-0 (CDI).

22297 Hamburg, Orchideenstieg 14, Israelitisches Krankenhaus Hamburg, Ulrich Rosien, 040/511250.

30625 Hannover, Carl-Neuberg-Str. 1, Medizinische Hochschule Hannover, Dr. Philipp Solbach, 0511/532-9882.

38126 Braunschweig, Salzdahlumer Str. 90, Klinik für Magen und Darmerkrankungen, Prof. Dr. Max Reinshagen, 0531/5950.

42283 Wuppertal, Petrus-Krankenhaus, Carnaper Str. 48, 0202 299-0 (CDI).

49074 Osnabrück, Niels-Stensen-Kliniken, Marienhospital Osnabrück, Bischofstr. 1, Prof. Dr. med. Michael K. Müller, 0541/326-4653.

50937 Köln, Uniklinik, Kerpener Str. 62, Priv.-Doz. Dr. med. Maria Vehreschild, 0221/478-6494.

68165 Mannheim, Bismarckplatz 1, Prof. Dr. med. Heiner Krammer, 0621/40 10 11.

69115 Heidelberg, Landhausstr. 25, St. Josef Krankenhaus, Privatdozent Dr. Erhard G. Siegel, 06221/5260.

69123 Heidelberg, SRH Kurpfalzkrankenhaus, Bonhoefferstr. 5, Dr. Philipp Ehlermann, 06221/884010 (CDI).

07318 Saalfeld, Rainweg 68, Klinik für innere Medizin, Chefarzt Prof. Dr. med. Peter Konturek, 03671/541400.

81377 München, Klinikum der Universität München, Marchioninistraße 15, Prof. Martin Storr, Telefon: 089/4400-0.

89081 Ulm, Albert-Einstein-Allee 23, Universitätsklinikum, Klinik für innere Medizin, Dr. rer. med. Kleger, 0731/5000.

Schweiz

8091 Zürich, Universitätsspital Zürich, Gastroenterologie, Rämistrasse 100, Gerhard Rogler, +41 (0)44 255 95 19.

Österreich

9300 Veit an der Glan, Krankenhaus Barmherzige Brüder St. Veit, Gastroenterologie, Spitalgasse 26, +43 (0)4212 4990.

Registerstudie „Fäkaler Mikrobiomtransfer" (Mikrotrans)

Universitätsklinikum Jena und die DGVS (Deutsche Gesellschaft für Verdauungs- und Stoffwechselkrankheiten, Prof. Dr. med. Andreas Stallmach, 03641/9 32 42 21, Dr. med. Stefan Hagel, 03641/9 32 45 90

Literatur- und Quellenverzeichnis

Anathaswamy, Anil (2011): *Fecal transplant eases symptoms of Parkinson's*. In: New scientist, 19. Januar 2011, 2796, 19.

Andrews P. /Borody TJ./Shortis NP. et al. (1995): *Bacteriotherapy for chronic constipation – long term follow up. In:* Gastroenterology, 108, A563.

Baio, Jon (2014): *Prevalence of Autism Spectrum Disorder Among Children Aged 8 Years — Autism and Developmental Disabilities Monitoring Network, 11 Sites, United States, 2010*. Surveillance Summaries, in: Centers for Disease Control and Prevention. http://www.cdc.gov/mmwr/preview/mmwrhtml/ss6302a1.htm?s_cid=ss6302a1_w. Letzter Zugriff 08.02.2016.

Bassanganya-Riera, Josep et al. (2012): *Helicobacter pylori Colonization Ameliorates Glucose Homeostasis in Mice through a PPAR γ-Dependent Mechanism*. PLOS one, http://journals.plos.org/plosone/article?id=10.1371/journal.pone.0050069#pone-0050069-g006. Letzter Zugriff 09.03.2015.

Berer, K./ Mues, M./ Koutrolos M. et al. (2011): *Commensal microbiota and myelin autoantigen cooperate to trigger autoimmune demyelination*. In: Nature, 26. Oktober 2011, 479 (7374), 538-41.

Bischoff, Stephen C./Meuer, Stefan (2012): *Abwehr aus dem Bauch heraus*. In: Der Allgemeinarzt 16, 50-55.

Blech, Jörg (2013): *Fäkalien-Transplantation: Ekel-Therapie heilt Darmkrankheiten.* Spiegel online, 17.1.13. www.spiegel.de/gesundheit/diagnose/stuhl-transplantation-faekalien-heilen-chronische-darmpatienten-a-878156.html. Letzter Zugriff 09.03.2015.

Bolte, Ellen R. (1998): *Autism and Clostridium tetani*. In: Med Hypotheses, 1998, 51 (2), 133-144.

Borody Thomas Julius/ Campbell, Jordana (2012): *Fecal Microbiota Transplantation Techniques, Applications, and Issues. In:* Clin N Am 41,781-803.

Borody, Thomas J./ George, L./ Andrews P. et al. (1989): *Bowel Flora alteration: a potential cure for inflammatory bowel disease and irritable bowel syndrome? In:* Med. J. Aust., 150, 604.

Borody Thomas J./Leis, S./Campbell, J. et al. (2011): *Fecal microbiota transplantation in multiple sclerosis.* In: Am. J. Gastroenterology, 2011, 106, 352. http://www.ncbi.nlm.nih.gov/pmc/articles/PMC3868025/. Letzter Zugriff 09.03.2015.

Borody, T.J./ Khoruts A. (2011): *Fecal microbiota transplantation and emerging applications.* In: Nat Rev Gastroenterol, 9, 88-96.

Borody, Thomas J./Nowak, Anna/ Finlayson, Sarah (2012): *The GI Microbiome and its role in Chronic Fatigue Syndrome: A summary of bacteriotherapy*. In: ACNEM Journal, Dezember 2012, 31 (3), 3-8.

Borody, Thomas J. /Paramsothy, Sudarshan/ Agrawal, Gaurav (2013): *Fecal Mikrobiota Transplantation: Indications, Methods, Evidence, and Future Directions.* 14. Juli 2013, in: Curr Gastroenterol Rep. 15 (8), 337. www.ncbi.nlm.nih.gov/pmc/articles/PMC3742951/. Letzter Zugriff 09.03.2015.

Brandt, Lawrence J./Aroniadis, Olga C. (2013): *An overview of fecal microbiota transplantation: techniques, indications, and outcomes*. In: Gastrointestinal Endoscopy, Volume 78, Nr. 2, 2013, 240-249.

Brown, C.J./**Donelly**, T.M. (2004): *Rodent husbandry and care.* Veterinary Clinics of North America - Exotic Animal Practice 7, 201-225.

Campbell, Kristina (2014): *A Guide to the present and future of fecal microbiota transplantation, with Dr. Alexander Khoruts*, In: Gut Microbiota for health, 01.09.2014. http://www.gutmicrobiotaforhealth.com/en/a-guide-to-the-present-and-future-of-fecal-microbiota-transplantation-with-dr-alexander-khoruts/ Letzter Zugriff 05.02.2016.

Carr, Coeli (2014): *Faecal transplant therapy delivered effectively by oral capsule.* In: The Pharmaceutical Journal, 16.Oktober 2014, 293. http://www.pharmaceutical-journal.com/news-and-analysis/news/faecal-transplant-therapy-delivered-effectively-by-oral-capsule/20066848.article. Letzter Zugriff 09.03.2015.

Collen, Alanna (2015): *Die stille Macht der Mikroben*. Riemann Verlag 2015, 295 f.

Collen, Alanna (2015): *Die stille Macht der Mikroben.* Riemann Verlag 2015, 305.

Colman, Ruben J./Rubin, David T. (2014): *Fecal transplantation as therapy for inflammatory bowel disease: A systematic review and meta-analysis*. Journal of Crohn's and Colitis, 1. Dezember 2014, 8 (12), 1569-1581.

David, Lawrence A. et al. (2014): *Host lifestyle affects human microbiota on daily timescales*. Genome Biology, 15: R89. http://genomebiology.com/2014/15/7/r89. Letzter Zugriff 09.03.2015.

Dethlefsen, L./ Relman, DA. (2011): *Incomplete recovery and individualized responses of the human distal gut microbiota to repeated antibiotic perturbation.* In: Proc Natl Acad Sci USA, 15.März 2011, 108 Suppl 1, 4554-61.

Dierbach, Heike (2014): *Mikrobromtransfer: Geheilt durch eine Stuhl-Spende*. http://www.medscapemedizin.de/artikel/4902584. Letzter Zugriff 06.03.2015.

DocChek Flexikon: Stuhltransplantation, http://flexikon.doccheck.com/de/Stuhltransplantation. Letzter Zugriff 09.03.2015.

DocChek (2012): *Stuhlspende: Kot couture, sozusagen*. Von Nicole Simon. http://news.doccheck.com/de/605/stuhlspende-kot-couture-sozusagen/. Letzter Zugriff 09.03.2015.

Dönges, Jan (2014): *Stuhltransplantation. Kotkapseln helfen bei Durchfallerkrankungen.* Spektrum.de. www.spektrum.de/news/kotkapseln-helfen-bei-durchfallerkrankungen/1312919. Letzter Zugriff 06.03.2015.

Dominguez-Bello, Maria G. et al. (2010): *Delivery mode shapes the acquisition and structure of the initial microbiota across multiple body habitats in newborns*. In: Proceedings of the National Academy of Sciences of the United States of America, 2010, 107, 11971-11975.

Donner, Susanne (2014): *Exkremente heilen Krankheit. So erfolgreich ist die Stuhltransplantation.* In: Focus online. www.focus.de/wissen/experten/susanne_donner/d435698-wie-bitte-stuhltransplantation_id_4145251.html. Letzter Zugriff 06.03.2015.

Doucleff, Michaeleen (2013): *'Robogut' Makes Synthetic Poop To Treat Stubborn Infections.* In: npr.org, Health News, 16.01. 2013, http://www.npr.org/sections/health-shots/2013/01/15/169413851/robogut-makes-synthetic-poop-to-treat-stubborn-infections. Letzter Zugriff 08.02.2016.

Ebino, K.Y. (1993): zit. nach: O'Malley, B. (2008): *Klinische Anatomie und Physiologie bei kleinen Heimtieren, Vögeln, Reptilien und Amphibien*. Urban und Fischer, München, S. 199.

Eiseman, B./Silen, W./Bascom, G. S./Kauvar, A. J. (1958): *Fecal enema as an adjunct in the treatment of pseudomembranous enterocolitis.* In: Surgery. Band 44, Nummer 5, 854-859.

Feldmeier, Hermann (2012): *Mikrobiom: Lebenswichtiges Getümmel im Darm*. In: Pharmazeutische Zeitung online, Ausgabe 47. http://www.pharmazeutische-zeitung.de/?id=44218. Letzter Zugriff 09.03.2015.

Finegold, Sydney M. et al. (2002): *Gastrointestinal microflora studies in late-onset autism.* In: Clinical Infectious Diseases. 2002, 35(Suppl. 1), 6-16.

Freedberg, Daniel E. et al. (2015): *Use of Acid Suppression Medication is Associated with Risk for C. difficile Infection in Infants and Children*: A Population-Based Study. In: Clinical Infectious Diseases (2015), 61 (6), 912-917.

Friedl, Angelika Sylvia (2016): *Wahrheit entsteht, wenn das Versuchsergebnis wiederholt werden kann*. Interview mit Prof. Paul Enck, Tübingen, In: taz vom 23./24. Jan. 2016, 30.

Gesetz über den Verkehr mit Arzneimitteln (Arzneimittelgesetz - AMG). https://www.gesetze-im-internet.de/amg_1. Letzter Zugriff 05.02.2016.

Gordon, Jeffrey (2012): *The gut microbiome may drive a new area of precision nutrition*. In: Science, 336, 6086, 1197-1352.

Gordon, Jeffrey (2013): *Do Your Gut Bacteria Influence Your Metabolism?* www.npr.org/2013/09/06/219669536/do-your-gut-bacteria-influence-your-metabolism. Letzter Zugriff 23.03.2015.

Gough, E./Shaikh, H./Manges, AR. (2011): *Systematic review of intestinal microbiota transplantation (fecal bacteriotherapy) for recurrent Clostridium difficile infection*. November 2011, Clin. Infect Dis, 53, 994-1002.

Graber, Lina (2011): Kot fressen. Blinddarmkot. Kanincheninfo im Netz, http://www.kaninchen-info.de/verhalten/**kot**_fressen.html. Letzter Zugriff 15.03.2015.

Gut Microbiota Worldwatch (2013): *The 2nd Gut Microbiota for Health World Summit comes to an end.* www.gutmicrobiotawatch.org/2013/03/14/the-2nd-gut-microbiota-for-health-world-summit-comes-to-an-end/. Letzter Zugriff 23.03.2015.

Gut Microbiota for Health, Pressemitteilung: *Morbus Crohn: Zusammenspiel von Darm-Mikroben löst entzündliche Erkrankungen aus.* März 2015. http://www.gutmicrobiotaforhealth.com/wp-content/uploads/2015/03/04_Dirk-Haller_IBD_D.pdf. Letzter Zugriff 08.02.2016.

Hamilton, MJ/Weingarden, AR/Sadowsky, MJ/Khoruts, A. (2012): *Standardized frozen preparation for transplantation of fecal microbiota for recurrent Clostridium difficile infection*. Mai 2012, Am J Gastroenterol, 107, 761-7.

Hirakava, H. (2001): *Coprophagy in leorids and other mammalian herbivores.* Mammal Rev. 31, 61-80.

Hempel, S./ Newberry, SJ./ Maher, AR. et al. (2012): *Probiotics for the prevention and treatment of antibiotic-associated diarrhea: a systematic review and meta-analysis*. JAMA, 307 (18), 1959-69.

Janarthanan, S./Ditah, I. /Adler, DG./Ehrinpreis, MN. (2012): *Clostridium difficile-assoziierten Diarrhoe und Protonen-Pumpen-Hemmer-Therapie: eine Meta-Analyse.* In: Am J Gastroenterol Juli 2012; 107 (7), 1001-10.

Jernberg, Cecilia/Löfmark, Sonja/Edlund, Charlotta/Jansson, Janet K. (2007): *Long-term ecological impacts of antibiotic administration on the human intestinal microbiota.* In: The ISME Journal 1, 56–66.

Johnston, BC. et al. (2012): *Probiotics for the prevention of Clostridium difficile-associated diarrhea: a systematic review and meta-analysis*. In: Ann Intern Med, 157 (12), 878-88.

Jossé, Sabine (2014): *Stuhltransplantation: Wann ist diese Therapie sinnvoll, wann nicht?* Interview mit Prof. Dr. Max Reinshagen, 01.07.2014, erreichbar über www.mein-allergie-portal.com/allergie-news/darmflora-mikrobiom/388-stuhltransplantationen-wann-ist-diese-therapie-sinnvoll-wann-nicht. Letzter Zugriff 06.03.2015.

Kaunzinger, Astrid et al. (2005): *Anwendung auf eigene Gefahr*. Produkt-Überprüfung. In: Pharmazeutische Zeitung online, 25. http://www.pharmazeutische-zeitung.de/index.php?id=pharm5_25_2005. Letzter Zugriff 09.03.2015.

Kelly, Colleen R./Grinspan Ari M. (2015): *Fecal Microbiota Transplantation for Ulcerative Colitis: Not Just Yet*. In: Gastroenterology 2015, 149, 15-18.

Kleger, Alexander/Schnell, Jacqueline/Essig, Andreas et al. (2013): *Stuhltransplantation bei therapierefraktärer Clostridium-difficile-assoziierter Kolitis*. Deutsches Ärzteblatt, Jg. 110, Heft 7, S.108-115. http://www.aerzteblatt.de/archiv/134461/Stuhltransplantation-bei-therapierefraktaerer-Clostridium-difficile-assoziierter-Kolitis. Letzter Zugriff 09.03.2015.

Köberlein, Veronika (2015): *Darmflora als Pille*, Deutschlandfunk, 24.06.2015. http://www.deutschlandfunk.de/medizin-darmflora-als-pille.676.de.html?dram:article_id=323572. Letzter Zugriff 05.02.2016.

Konturek, Peter C. (2014): *Die Stuhltransplantation als therapeutische Option bei therapiefraktärer Clostridium-difficile-Infektion*. http://www.thueringen-kliniken.de/medizin/kliniken-und-praxen/einrichtungen/die-stuhltransplantation-als-therapeutische-option-bei-therapierefraktaerer-clostridium-difficile-infektion/r-einrichtungen-a-2448.html. Letzter Zugriff 09.03.2014.

„Kot" in: Wikipedia. https://de.wikipedia.org/wiki/Kot. Letzter Zugriff 05.02.2016.

Kump, PK et al. (2012): *Fäkale Bakterientherapie bei therapierefraktärer Colitis ulcerosa – eine Pilotstudie*, In: Gastroenterol 50, P26.

Kump, P.K. (2013): *Stuhltransplantation als therapeutisches Konzept*. Klinische Abteilung für Gastroenterologie, Medizinische Universität Graz. PDF. Zu beziehen über www.gastroclub.org/uploads/media/Kump_selected_27_2_2013_HH.pdf. Letzter Zugriff 06.03.2015.

Lehrer, Steven (2013): *Duodenal Infusion of Feces for Recurrent Clostridium difficile*. In: New England Journal of Medicine 2013, Band 368, Ausgabe 22 vom 30. Mai 2013.

Massachusetts General Hospital (2014**):** *Use of frozen material for fecal transplant successful in treating C. difficile infection***.** Pressemitteilung über die Arbeit von Hohmann Elizabeth, Youngster, Ilan, 24.April 2014. http://www.massgeneral.org/about/pressrelease.aspx?id=1697. Letzter Zugriff 09.03.2015.

Medizin-Welt (2014): *Stuhltransplantation als Alternative zur Antibiotikatherapie. Interview mit Dr. Erhard Siegel.* www.medizin-welt.info/aktuell/Stuhltransplation-vom-Experten-erklaert/208. Letzter Zugriff 09.03.2015.

Mills, Daniel S. et al. (2010): *The Encyclopedia of Applied Animal Behaviour and Welfare*. CABI Publishing, 141. https://www.uaa.alaska.edu/philosophy/faculty/upload/the-encyclopedia-of-applied-animal-behaviour-and-welfare.pdf. Letzter Zugriff 05.02.2016.

Moayyedi Paul et al. (2014): *A randomized, placebo controlled trial of fecal microbiota therapy in active ulcerative colitis*. In: Gastroenterology, Mai 2014, 146 (5), 159.

Moayyedi, Paul et al. (2015): Fecal Microbiota Transplantation Induces Remission in Patients With Active Ulcerative Colitis in a Randomized Controlled Trial. In: Gastroenterology 2015, 149, 102-109.

Moriyama, Kosei et al. (2008): *Polymerase chain reaction detection of bacterial 16S rRNA gene in human blood.* In: Microbiology and Immunology, Volume 52, Issue 7, 375–382.

Myrtis (2013): *Neu in der Medizin: Stuhltransplantation*. http://pagewizz.com/neu-in-der-medizin-stuhltransplantationen-27853/. Letzter Zugriff 09.03.2015.

NCT02291523, **Michail**, Sonia/MemorialCare Health System: *The Effect of Therapeutic Fecal Transplant on the Gut Microbiome in Children With Ulcerative Colitis*. Verified November 2014 by MemorialCare Health System. https://clinicaltrials.gov/ct2/show/NCT02291523. Letzter Zugriff 08.02.2016.

NCT02330653, Russell, George/Children's Hospital, Boston: *Fecal Microbiota Transplant (FMT) in Pediatric Active Ulcerative Colitis*, Verified October 2015 by Children's Hospital Boston, https://clinicaltrials.gov/ct2/show/NCT02330653. Letzter Zugriff 08.02.2016.

NCT02390726, Moses, Peter/University of Vermont: *Fecal Microbiota Transplant in the Treatment of Ulcerative Colitis (FMTUC).* Verified November 2015 by University of Vermont. https://clinicaltrials.gov/ct2/show/NCT02390726. Letzter Zugriff 08.02.2016.

NCT01896635, Paramsothy, Sudarshan/University of New South Wales: *Faecal Microbiota Transplantation in Ulcerative Colitis (FOCUS).* The University of New South Wales. Die Studie ist noch nicht abgeschlossen (Stand 02/2016), sie wurde zuletzt im November 2015 verifiziert. https://clinicaltrials.gov/ct2/show/NCT01896635. Letzter Zugriff 08.02.2016.

NCT02335281, Wei, Yanling/Third Military Medical University: *Standardized Fecal Microbiota Transplantation for Inflammatory Bowel Disease (SFMT-IBD).* Die Studie ist noch nicht abgeschlossen, es werden noch Teilnehmer/innen gesucht. Zuletzt verifiziert im Januar 2015. https://clinicaltrials.gov/ct2/show/NCT02335281. Letzter Zugriff 08.02.2016.

Neubert, Karola (2015): *Darmflora-Übertragung: Wie kommt die gesunde Darmflora in die Kapsel?* Pressemitteilung des Deutschen Zentrums für Infektionsforschung DZIF, 25.11.2015. https://idw-online.de/de/news642150. Letzter Zugriff 05.02.2016.

Nieuwdorp, Max (2014): *Fecal transplantation in obesity/type 2 diabetes.* In: Endocrine Abstracts 35.

Nißle, Alfred (1918): *Die antagonistische Behandlung chronischer Darmstörungen mit Colibakterien, in:* Medizinische Klinik, 1918 (2), S. 29–33.

Nood, Els van et al. (2013): *Duodenal infusion of donor feces for recurrent Clostridium difficile.* New Engl. J. Med., 16. Jan. 2013, 368, (5), 408.

OpenBiome, 196 Boston Avenue, Suite 2100, Medford, MA 02155, USA. http://www.openbiome.org/.

Paullini, Christian Franz (1697): Heilsame Dreck-Apotheke, Frankfurt, 15. Auflage 1714.

Zum VII. Kapitel.

Vom Durchfall.

§. 1. Den Pferdekoth gibt Mercklin in Wein gekocht dem Patienten ein und der Durchfall stillet sich.

§. 2. Vom Taubenkoth hat Ruland diß Experiment, welches er verwunderlich und doch gewiß zu seyn schreibet: Zerlasse den Taubenkoth in Flöhkraut- oder Weidenwasser, oder koche ihn in Regenwasser und bade die Füsse darinnen. Item: Mache aus Taubenkoth mit Essig einen Brey und schlage ihn auff den Nabel, so wird sich der Durchfall alsbald stillen.

§. 3. Vom Hundekoth schreibt Herr Winckelmann in der curieusen Hausapothek also:

Nimm der Steine, so im Wasser liegen, lasse sie bey gutem Feuer wohl heiß werden, wirffs alsdann in einen Hafen mit Milch, darnach rühre ein wenig dörren Hundskoth drunter, gibs einem, der die rothe Ruhr oder den Bauchfluß hat, es hat viel Tausenden geholffen.

Petrof, Elaine O. et al. (2013): *Stool substitute transplant therapy for the eradication of Clostridium difficile infection*: 'RePOOPulating' the gut, in: Microbiome 1, 09.01.2013. http://microbiomejournal.biomedcentral.com/articles/10.1186/2049-2618-1-3. Letzter Zugriff 08.02.2016.

Petrof, Elaine O./**Khoruts**, Alexander (2014): *From Stool Transplants to Next-Generation Microbiota Therapeutics*. In: Gastroenterology 2014, 146, 1573-1582.

Plöger, Svenja (2011): *Die kurzkettige Fettsäure Butyrat stabilisiert die epitheliale Barrierefunktion des Darmes durch HNF-4α-abhängige Herabregulierung der Claudin-2-Expression*. Dissertation, Freie Universität Berlin.

Qin, Junjie et al. (2012): *A metagenome-wide association study of gut microbiota in type 2 diabetes*. Nature 490, S. 55–60, DOI 10.1038, nature 11450.

Reinhardt, Christoph/ Bergentall, Mattias/ Greiner, Thomas U. et al. (2012): *Tissue factor and PAR1 promote microbiota-induced intestinal vascular remodelling*. In: Nature, 483, 627–631.

rme (2013): *Fäkal-Pillen stoppen C. Difficile*. aerzteblatt.de. http://www.aerzteblatt.de/nachrichten/56103/Faekal-Pillen-stoppen-C-difficile. Letzter Zugriff 09.03.2015.

rme (2013a): *Probiotika lindern „Autismus" im Tiermodell.* aerzteblatt.de.

http://www.aerzteblatt.de/nachrichten/56855/Probiotika-lindern-Autismus-im-Tiermodell. Letzter Zugriff 09.03.2015.

Roden, Michael (2013): *Fäkalbehandlung – eine Option bei Übergewicht und Diabetes? Machen Darmbakterien dick?* Zusammenfassung des Vortrags auf der Jahrestagung der Nordrhein-Westfälischen Gesellschaft für Endokrinologie und Diabetologie von Helmut Schatz. 18.1.2013. http://blog.endokrinologie.net/faekalbehandlung-uebergewicht-diabetes-719/. Letzter Zugriff 09.03.2015.

Rossen, Noortje G. et al. (2015): *Findings From a Randomized Controlled Trial of Fecal Transplantation for Patients With Ulcerative Colitis*. In: Gastroenterology 2015, 149, 110-118.

Sadowsky, Michael J. et al. (2014): *Compositions and methods for transplantation of colon microbiota*. 29. Mai 2014, United States Patent Application, Pub. No.: US 2014/0147417 A1.

Sandler, R.H. et al. (2000): *Short-term benefit from oral vancomycin treatment of regressive-onset autism.* In: Journal of Child Neurol. 2000, 15(7), 429-435.

Schattschneider, Anja (2015): Hilfe für den Darm. Erste erfolgreiche Darmfloraübertragung mit Kapseln. Pressemitteilung 4/2015 der Uniklinik Köln, 19.02.2015. Als PDF beziehbar über: http://www.uk-koeln.de/fileadmin/user_upload/Pressemitteilungen/pm_2015/20150219_pm_darmflorauebertragung_kapseln.pdf. Letzter Zugriff 27.03.2015.

Schemann, Michael: *Das enterische Nervensystem*. In: Spektrum.de, Lexikon der Ernährung. http://www.spektrum.de/lexikon/ernaehrung/das-enterische-nervensystem/2530. Letzter Zugriff 08.02.2016.

Sha, S./ **Wu,** K. (2014): *Faecal microbiota transplantation*. Aliment Pharmacol Ther. , Juli 2014, 40 (1), 119-20.

Sharples, Sarah: *The Centre for Digestive Diseases in Five Dock is offering volunteers $600. There's a slight catch*, in: daily telegraph.com.au, News Local (11.09.2013). http://www.dailytelegraph.com.au/newslocal/inner-west/the-centre-for-digestive-diseases-in-five-dock-is-offering-volunteers-600-there8217s-a-slight-catch/story-fngr8h4f-1226718531989. Letzter Zugriff 08.02.2016.

Siebenhaar, Arno (2015): Fäkaler Mikrobiomtransfer – Gesichertes in der Therapie und zukünftige Möglichkeiten. Tagungsvortrag zur 18. Ernährungsfachtagung der Deutschen Gesellschaft für Ernährung e.V., Schwerin 29.09.2015. http://dge-mv.de/html/wp-content/uploads/2015/11/F%C3%A4kaler-Mikrobiomtransfer_Dr.-Siebenhaar.pdf. Letzter Zugriff 05.02.2016.

Silverman, S. Michael/ Davis, Ian/Dylan, R. Pillai (2010): *Success of Self-Administered Home Fecal Transplantation for Chronic Clostridium difficile Infection*. In: Clinical Gastroenterology and Hepatology, Volume 8, 471-473. Als PDF beziehbar über: http://mishap.sdf.org/meds/Success_of_Self-Administered_Home_Fecal_Transplantation_for_Chronic_Clostridium_difficile_%20Infection.pdf. Letzter Zugriff 09.03.2015.

Simon, Nicole (2014): *Das Gute im Dreck. Wie Bakterien unseren Körper beherrschen*. In: „Stern" Nr. 21, 15. Mai. 2014, 82-87.

Song, Se Jin (2013): *How delivery mode and feeding can shape the bacterial community in the infant gut*. In: Canadian Medical Association Journal, 185, 2013, 373-374.

SRH Kurpfalzkrankenhaus Heidelberg: *SRH Kliniken führen erste Stuhltransplantation durch*. Pressemitteilung vom 21.03.2014. PM 130321. http://www.kurpfalzkrankenhaus.de/aktuelles/presse/detail/nd/2013/03/21/srh-kliniken-fuehren-erste-stuhltransplantation-durch/. Letzter Zugriff 06.03.2015.

Steck, Natalie et al. (2011): *Enterococcus faecalis metalloprotease compromises epithelial barrier and contributes to intestinal inflammation*. In: Gastroenterology, 141, 3, 959-971.

THMPC (The Human Microbiome Project Consortium) (2012): *Structure, function and diversity of the healthy human microbiome.* In: Nature 486, 14. Juni 2012, 207–214.

Thomas, Louie et al. (2013): *Fecal microbiome transplantation (FMT) via oral fecal microbial capsules for recurrent Clostridium difficile infection (rCDI).* University of Calgary, 3. Oktober 2013, ID Week 89.

TU Dresden (2012): *Dresdner Forscher entdecken Zusammenhang zwischen Darmbakterien, Diabetes und Fettleibigkeit.* Pressemitteilung der medizinischen Fakultät Carl Gustav Carus Dresden/Technische Universität Dresden vom 12.11.2012. http://tudresden.de/die_tu_dresden/fakultaeten/medizinische_fakultaet/news/news-20121112-diabetes. Letzter Zugriff 09.03.2015.

Vetter, Christine (2014): *Das bringt die Fäkaltherapie*. ZM online, www.zm-online.de/starter/brennpunkt/Das-bringt-die-Faekaltherapie_152909.html. Letzter Zugriff 06.03.2015.

Vrieze, A./Holleman, F./Serlie, MJ. et al. (2010): *Metabolic effects of transplanting gut microbiota from lean donors to subjects with metabolic syndrome*, EASD 2010, A90.

Vrieze, A./van Nood, E./Holleman, F. et al. (2012): *Transfer of intestinal microbiota from lean donors increases insulin sensitivity in individuals with metabolic syndrome.* In: Gastroenterology, Okt. 2012, 143, (4), 913-6.e7.

WAZ (2013): *„Stuhltransplantation" – Heilende Wirkung von Darmbakterien*. 27.6.2013. http://www.derwesten.de/gesundheit/darm-bakterien-von-fremden-koennen-krankheiten-heilen-id8121498.html. Letzter Zugriff 06.03.2015.

Wikipedia: *Idiopathische thrombozytopenische Purpura.* http://de.wikipedia.org/wiki/Idiopathische_thrombozytopenische_Purpura. Letzter Zugriff 09.03.2015.

World Gastroenterology Organisation Global Guidelines (2011): *Probiotics and prebiotics.* Als PDF beziehbar über: http://www.worldgastroenterology.org/assets/export/userfiles/Probiotics_FINAL_20110116.pdf. Letzter Zugriff 09.03.2015.

Youngster, Ilan et al. (2014): *Fecal Microbiota Transplant for Relapsing Clostridium difficile Infection Using a Frozen Inoculum From Unrelated Donors: A Randomized, Open-Label, Controlled Pilot Study.,* Clinical Infectious Diseases, 58 (11), 1515-1522.

Youngster Ilan et al. (2014a): *Oral, Capsulized, Frozen Fecal Microbiota Transplantation for Relapsing Clostridium difficile Infection*. 5. November 2014, JAMA, 312 (17), 1772-1778. Als PDF beziehbar über: http://www.uconn-aging.uchc.edu/res_edu/Oral%20Capsulized% 20Frozen %20Fecal%20Microbiota%20Transplantation%20for %20Relapsing%20Clostridium%20difficile%20Infection.pdf. Letzter Zugriff 09.03.2015.

ZDF Praxis täglich (2014): *Stuhltransplantation gegen Durchfall*. 23.10.2014. http://www.zdf.de/volle-kanne/praxis-taeglich-stuhltransplantation-gegen-durchfall-35060238.html. Letzter Zugriff 06.03.2015.

Über den Autor

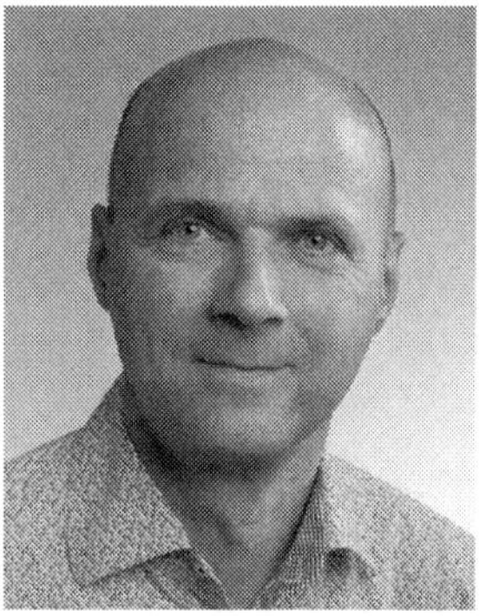

Heiko Pust arbeitet seit bald 20 Jahren in der eigenen Naturheilpraxis mit Kindern und Erwachsenen. Seine Arbeitsschwerpunkte sind Magen-Darm-Erkrankungen, Angststörungen und psychosomatische Erkrankungen. Heiko Pust lebt mit seinen zwei Kindern in Bremen.

Vom gleichen Autor erschienen:

Die sichere Lust: Verhütung für den Mann (2014).

Und:

Mein Kind macht Probleme. Warum ich als Erwachsener beteiligt bin und was ich zur Lösung tun kann (2014).

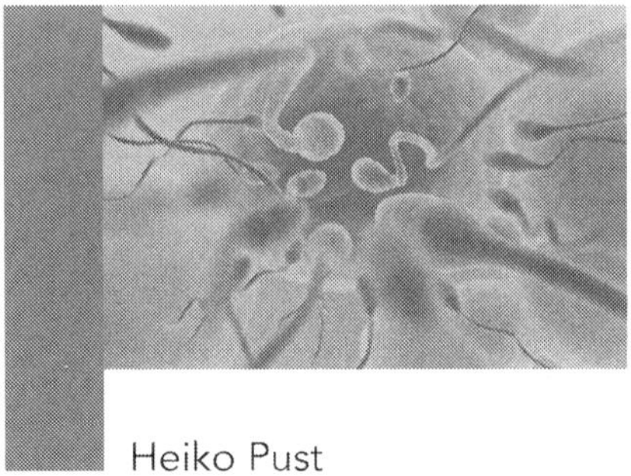

Heiko Pust

Die sichere Lust

Verhütung für den Mann

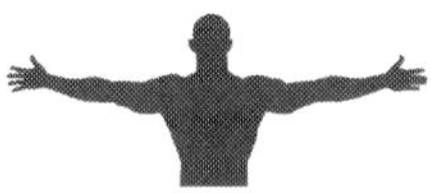

Die Partnerin entlasten, den eigenen Körper besser kennenlernen – Heiko Pust bietet in „Die sichere Lust" Männern die Möglichkeit, verschiedenen Formen der Verhütung und darüber auch dem eigenen Körper zu begegnen. Er beschreibt sowohl bekannte Methoden – wie die Verhütung mittels Kondom oder Sterilisation – als auch neuartige Formen wie z. B. die thermische Verhütung oder hormonelle Verfahren.

Leicht verständlich und mit über vierzig Abbildungen versehen, enthält „Die sichere Lust" ausführliche Anleitungen, wie neue und tradierte männliche Verhütungsmethoden umgesetzt werden können. Erstmalig steht in dieser Neuauflage auch eine einfache Anleitung zur Fruchtbarkeitsbeurteilung (Spermiogramm) zur Verfügung. Finden Sie in diesem außergewöhnlichen, aktualisierten, überarbeiteten und ergänzten Ratgeber (2014) Ihren ganz persönlichen Weg zur sicheren Lust.

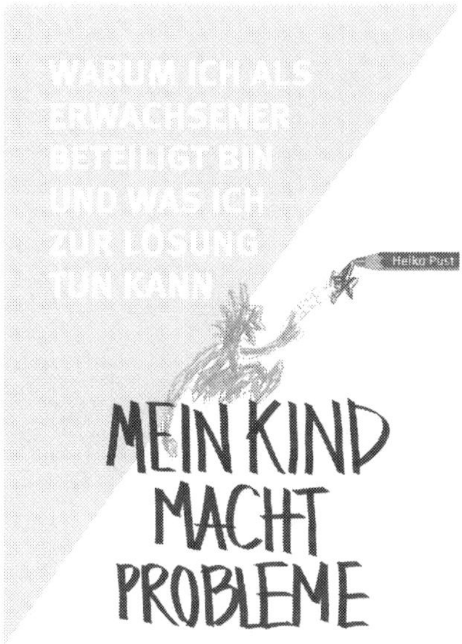

Hat Ihr Kind Lern-, Konzentrations- oder Schulprobleme? Haben Sie beruflich mit eher grenzenlosen, unmotivierten oder aggressiven Kindern zu tun? Sind Sie zum wiederholten Male verärgert, weil Ihr Kind sich interesselos und gelangweilt zeigt? Machen Sie sich seit Längerem Sorgen wegen der Ängstlichkeit, der Schüchternheit oder wegen des schwach ausgeprägten Selbstwertgefühls Ihres Kindes? Zeigt Ihr Kind trotz Geschrei und Drohungen nicht das gewünschte Verhalten?

Sie erfahren viel über sich, die Strukturen Ihrer Persönlichkeit. Die Reflexion des eigenen Verhaltens steht im Vordergrund. Dieser Ratgeber geht jedoch über das Klischee hinaus, dass die Probleme der Kinder, die Fehler der Eltern sind. Ich nehme Sie von dort mit, wo Sie im Moment feststecken und biete Ihnen handhabbare Lösungsvorschläge für sechzehn alltägliche Probleme in der Kindererziehung, die ich Ihnen in einer einfachen und klaren Sprache vorstelle. Am Ende werden Sie nicht nur Ihr Kind, sondern auch sich selbst im Umgang mit Ihrem Kind besser verstehen.

17380576R00092

Printed in Poland
by Amazon Fulfillment
Poland Sp. z o.o., Wrocław